I0126145

全国百家电视台热播

养生一点通

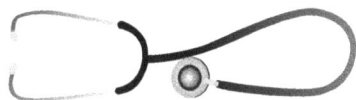

专家咨询不排队

光线传媒《养生一点通》栏目组 | 编

东方出版社

目 录
Contents

前言 《养生一点通》是个这样的栏目…… …… 001

序一 …………………………………………………… 003

序二 …………………………………………………… 005

家庭必备急救常识 ……………………………………… 001

冠心病急救八字诀 ……………………………………… 007

高血压急救"三板斧" …………………………………… 013

中风是可以提前观测到的 ……………………………… 017

关节炎的饮食调理和禁忌 ……………………………… 023

老年痴呆的前兆和预防 ………………………………… 029

骨刺的预防和常见治疗方法 …………………………… 034

眩晕,不可轻视的求救信号 …………………………… 041

急性腰扭伤的应对方法 ………………………………… 045

头痛的原因和缓解方法 ………………………………… 050

肩周炎,三分治七分炼 ………………………………… 055

白内障的病因和预防 …………………………………… 060

脚跟痛的原因和康复训练 ……………………………… 064

头晕的原因分析 ………………………………………… 068

中老年便秘不可小视 …………………………………… 072

脾胃病的调息导引法 …………………………… 076

哮喘病的调息导引法 …………………………… 081

梦不能代替体检 ………………………………… 085

艾灸，让疾病无处遁形 ………………………… 090

老年人四部位保暖好过冬 ……………………… 095

乾隆的长寿秘诀 ………………………………… 098

健康长寿拍出来 ………………………………… 103

慈禧的美容养生揭秘 …………………………… 107

体干燥热体质的调养经 ………………………… 112

气血不畅体质的调养经 ………………………… 116

喜吃膏粱厚味型体质的调养经 ………………… 121

火旺暴躁体质的调养经 ………………………… 124

怕冷畏寒体质的调养经 ………………………… 128

养生坊 …………………………………………… 133

前言 《养生一点通》是个这样的栏目……

另类——在光线传媒这个制造娱乐产品的"梦工厂"里，它算得上是个另类。那些明星的光环、当红的歌曲、流行的影视剧都不是主角，都隐藏了锋芒，只为讲述生命的本质。从这个角度上看，它算是"光线出品"的"另类"了。

但它的时尚靓丽、轻松明快又是鲜明的光线印记。它并不说教，也不作秀，关心的是最普通人家都关注的衣食住行。在繁多的养生节目中，这样的调调也算是另类了吧。

实用——它以实用性为第一宗旨，注重细节却不拘囿其中，关注生活的方方面面，如：牙疼了得看医生，但刷牙的习惯更应引起重视；腰围可能和寿命息息相关；加湿器也可能变"杀手"……其实，它并不是要告诉大家任督二脉或者内科外科到底如何划分，而是想告诉大家怎么做一个"生活家"。

真诚——它开播已有一年多，节目量也积累了几百期。这几百期节目中的专家，无一不是经过层层筛选，无一不是在各自领域出类拔萃、有独到观点的业界翘楚。听闻这几百期节目精华即将出版成册，很多专家表示，能将自身所学与更多人分享，解答受众的疑惑，帮大家提高生活质量，实属极快慰之事。单就这点而言，就可见节目内容绝非虚情假意、人云亦云。

它就是《养生一点通》，另类、实用、真诚。播出一年多以来，就赢得了观众的信赖，播出平台也覆盖得日益广泛。此次系列图书的出版，一来是应广大观众的需求，二来对我们电视人而言也称得上是圆满。因为节目的价值不是在播出后稍纵即逝，而是留存在永恒的文字中。现在，节目仍在每天播出，相信《养生一点通》系列图书也会愈加丰满、厚重。如果被我们奉之为上帝的观众和读者能从中受益，得到健康和快乐，将是我们最大的荣幸。

后面所附即为该栏目的主创名单，正是他们将专家的智慧转化成电视语言，又为该系列图书的出版提供了蓝本。今后，他们仍将为打造您喜爱的精品节目而努力。

光线传媒《养生一点通》栏目组
2012 年 5 月

主 创 名 单

主　编　张　睿
编　导　徐赛男　　田艳丹
　　　　杨夏梦　　李　朋
责　编　王雪芹

序一

　　《养生一点通》系列图书和大家见面了。对于为这档节目和该套图书辛勤忙碌的每个人而言，这一天似乎已经等了很久，但细细算来，从节目开播至今，这份累积确实还不能算丰厚。值得关注的养生话题、有待挖掘的养生良方还太多太多。若要充实壮大这座中华养生宝库，除了需要各方专家的持续钻研探索、媒体的审慎态度和良知责任，观众与读者的真诚、热情、信赖和帮助也是至关重要的坚韧基石。

　　前几天一期节目录制结束后，明星嘉宾以不无艳羡的语气感慨道："你们做这个节目太幸福了！多养生呀！"的确，因工作的契机而与养生更紧密地联系在一起是十分幸运的，学习和运用科学的养生理念及方法更是十分快乐的！

　　养生的目的是使我们的生命、生存、生活状态尽可能改善、提高，保持在较好水平。这是我们追求的养生目标，它很重要。但是，您有没有想过，我们可能只求结果，而往往忽略了养生的过程其实也很重要，甚至更重要。没有循序渐进、日积月累的过程，所谓的结果即使有，也很可能是昙花一现，不能长久。在我看来，体会、领悟、调整、坚持、享受，这些字眼都应该始终伴随着养生的过程。养生的过程，其实也是自我修养的过程和人生历练的过程，是无比美好的。

每每有媒体或同事、朋友问我如何保养，我总会回答：最重要的是心态。这一点，常常是最难掌握和做到的。

孩子们会因为父母的疼爱而吃成小胖墩，又因为父母的期盼而读成小眼镜；老人家会为求健康长寿，经不住推销员一声声"爸""妈"的热情推销，大肆购买各式保健品；女同志会因为另一半的一句话或一次面试的受挫就展开残酷的瘦身战役；男人们则以太忙、应酬、开车给自己的三高、痛风、啤酒肚找到"借口"。生活中的我们，恐怕很多时候都在顾此失彼，感情用事，而一味地"跟着感觉走"，与养生背道而驰。

比如，明明饿了，正在津津有味地吃饭，不巧旁边有人提起"地沟油"，于是谈"油"色变，索性不吃了；比如，四处搜罗食品安全信息，结果发现似乎这也不能吃那也不能吃，令自己苦恼不已。如此"听风就是雨"，这种心态怎么能做出明智的判断从而找到适合自己的养生方法呢？

中医养生讲求人体与天地万物融为一体、和谐共荣，其规律正是养生之道的精妙所在。而每个人也有某种属于自己的独特作息规律，发现它、解析它、平衡它、遵循它，才能构建自己的养生体系。想实现这一点，热情和急切几乎帮不上忙，因为反而需要的是平和与理性。

为什么"高人"总在"世外"？因为淡泊名利、超然物外；因为清心寡欲、修身养性；因为随遇而安、知足常乐。如此，养生高人，自在"世外"。

这套系列图书，分门别类，从不同人群的养生诉求出发，集结了最有针对性、最有效、最安全、最便捷的养生方法，在此推荐给大家，以供参考。希望通过您的明心亮眼，融入您的生活，一同迎接更加健康、幸福的每一天！

索妮

序二

　　从未写过序，猛然间不知如何下笔，想想主持《养生一点通》一年多的时间，收获颇多。就在这儿和大家坦诚地分享一下。作为节目的主持人，每天接触中西医各个领域的专家教授，可以跟上百位专家学习交流，于是我对健康和养生的态度也在发生转变，还通过学习和考试顺利取得了二级营养师的资格证。于是很多亲朋好友都会向我询问养生或者健康方面的问题，我也渐渐发现不良生活习惯导致的健康问题、有病乱投医、盲目地偏听偏信、专家号难挂、咨询无门等等确实极是常见。

　　我有一位朋友，妻子眩晕十几年了，晕起来天旋地转，十分难受，十几年来医院跑了无数次也无法根治。后来我在节目里接触到一位耳鼻喉科的专家，了解到耳蜗内的问题也会造成严重的眩晕，告知朋友，朋友带妻子去医院做了简单的耳蜗复位，结果困扰十几年的眩晕"奇迹"般地好了，为此，朋友再三感谢。其实我没做什么，只是真心想让健康养生知识被更多人所知而已。我个人的力量是有限的，节目传播的范围也是有限的，也许还有很多像朋友妻子这样的患者在忍受着眩晕的折磨。一直都希望有什么畅通的渠道把这些专家和病患联接起来，让更多的人了解到健康的重要性，更关心自己的身体，做到预防、保健、养生、治未病。

听说栏目组出书了，很开心，这是一个很好的沟通渠道，因为节目里的医学权威专家和精华内容都在书里，您可以对照书中的症状给自己作初步的诊断，了解自己的身体到底怎么了。同时书中还有大量关于中西医专家的科学观点、临床经验和祖传秘方供大家参考。

最后借用每个专家都在强调的一句话作结：预防胜过治疗，养生从点滴做起。

墨霏

家庭必备急救常识

　　随着生活质量的提高，老百姓越来越注重健康和养生。我们经常会听到一些老人在一起讨论吃点什么对身体会更好，应该进行一些什么样的体育锻炼等。但是关于急救方面的知识，我国的老百姓却知之甚少。急救知识的低普及率和它的重要性显然并不匹配。在我国每天的死亡人口当中，大约有25%的人是由于得不到身边人的及时施救或不懂得如何自救而失去了宝贵的生命。这个数据是沉重的，但同时也给我们敲响了警钟：具备一定的急救常识是多么必要！北京红十字会卫生救护培训中心急救专家，北京急救中心副主任医师冯庚老师将为您逐一介绍救命的那些常识。

　　在生活和工作中，我们难免会遇到一些意外情况，或者身边有人的生命处于危急关头。这个时候，我们应该怎么做才能为生命需要救助的人提供最大限度的保护，把疾病突发造成的伤害降到最低，使发病患者在得到专业的救治之前，为医护人员赢得抢救时间？

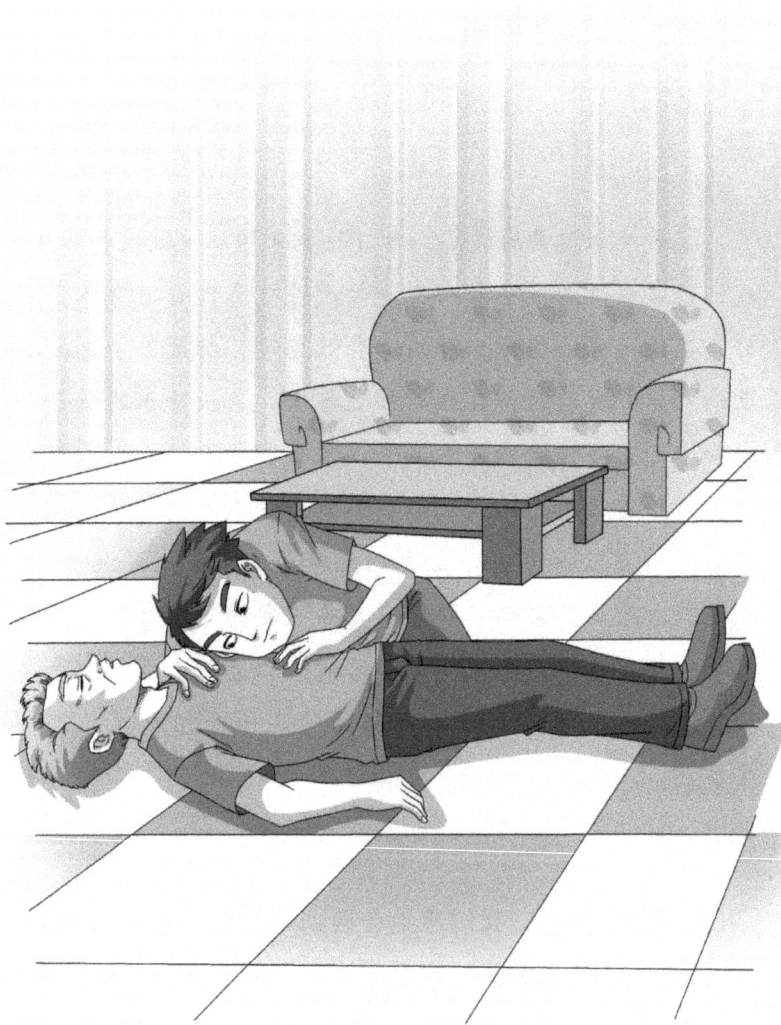

首先，我们要为这些危及人们生命安全的伤害分好类。从急救的角度上讲，我们可以将伤害分成两种：一种是突发疾病，比如说一个人突然得了重病或者是慢性病急性发作；另外一种伤害是非疾病因素导致的，比如溺水、触电、坠楼、车祸等，我们把这些因素归为意外伤害。无论是疾病还是意外伤害，现场自救的时候都要遵循一套完整的程序。

现场自救程序有三步，可以称之为现场急救的三个环节：第一个环节叫做情况判断或者病情判断；第二个环节是紧急呼救；第三个环节就是现场自救。每个环节都有它自己的内容，首先是病情判断。看到这里，不少人就开始想，我不是学医的，怎么判断病情或者现场的情况呢？我能不能直接打电话向120求救啊？其实，不进行现场情况或者病情的判断就直接拨打电话求救是不科学的，会大大降低伤病者获得最佳救治的机会。进行现场情况判断或病情判断的目的有两个：一是尽可能全面地了解病人的情况，也就是说要判断伤病者受到的伤害有多重。这个衡量的标准很具体，距死亡越近，其伤、病情就越重；二是为专业急救医生提供尽可能多的信息。唯有这样医院才能派出适合于病人的救护车。一般来说，医院在派出救护车时，会根据病人的病情为救护车配置不同的装备，这会大大增加伤病者获得最佳救治的机会。

知道了最常见的两种伤害种类，了解了现场自救的三个环节和两个目的，接下来最重要的就是如何进行现场情况和伤害的判断了。我总结出了判断重病的八大特征，这八大特征通常都是提示危重病情的。

第一是突然意识丧失。人在从事正常的生活或者工作时突然失去知觉，就地摔倒，失去意识，一般就可以判断为突然意识丧失。遇到这种情况，我们需要尽快确认他到底有没有丧失意识，还是说病人只是摔倒。确认的方法很简单，一般都是轻拍病人的肩膀，然后大声喊他的名字。如果病人没有反应，就说明他已经丧失意识了；假如病人有反应，或者是胳膊、腿还能动，那么说明他只是摔倒了，可能是因为低血糖或者中暑造成的。一般来讲，突然意识丧失可以分为三种：第一种是晕厥。比如说突然站起来感觉头晕，严重的可能眼前发黑摔倒在地，这叫昏厥。第二种是昏迷。所谓昏迷就是持续的意识丧失。第三种是心跳骤停。这种情况最严重，是由于病人的心脏突然停止跳动而引发的突然意识丧失。

第二是呼吸停止。这一条和第一条是相关的，就是如何判断一个突然意识丧失的人是否还有呼吸。判断的方法很简单，有以下几种：第一种方法是拿一根小羽毛或者小纸条，放在病人的鼻孔前，如果小羽毛或者纸条动了，说明病人有呼吸。第二种方法是拿一个玻璃片或者眼镜、镜子之类的放在病人的鼻孔前，因为我们的呼吸是带有水分的，如果放在病人鼻孔前面的玻璃片或者镜片表面没有水汽，说明病人已经没有呼吸了，这种方法适合在寒冷天气下使用。第三种方法是正规的呼吸检查方法，叫做仰头提颌法。首先，我们来到病人身边，将一只手的小鱼际放在病人的前额上，另外一只手的手指放在病人下颌的凹陷处，放在前额上的手往下压，另外一只手往上提病人的下颌。然后把自己的面颊贴近病人的鼻孔前，用耳朵听有没有气流的声音，同时看病人的胸腹有没有起伏。注意，检查呼吸有没有停止一般要在十秒钟之内检查完毕。

第三是突发胸痛。年龄超过40岁，平时有吸烟的习惯，且有高血压、高血脂或者高血糖的人，如果突发胸痛，就得高度怀疑其是心脏急性缺血了。

第四是呼吸困难。所谓呼吸困难也叫胸闷，病人会感觉胸部不舒服，憋得难受，总觉得空气不够用，喘不上气。其实这种情况也是心脏缺血的常见表现之一。

第五是无故出汗。在天不热，也没做什么运动的情况下还大汗淋漓，很有可能是身体在提示我们：病情很严重。这是一种人体和伤寒因素作殊死搏斗的一种反应。

第六是突然口唇青紫。有些人可能天生唇色就比较重，甚至有的偏紫，这是没有危险的，因为他天生如此，并非病变导致。但是如果一个唇色正常的人突然嘴唇变紫或者变白了，同时手部和皮肤也突然变得青紫或者灰白，这就比较危险了，通常是一种极度缺氧的表现。

第七是血压突降。关于这一点，我建议每个家庭最好都备有血压计。如果年龄超过40岁，只要他出现不舒服的症状，首先要量一下血压，看看血压是否在正常的范围内。如果血压无缘无故低于正常值较多，就要引起足够的重视了，因为这意味着病人的病情可能比较严重。

第八是脉搏异常或心律不齐。脉搏异常有三种表现：第一是脉搏变快。我们都知道，脉搏可以反应心脏的情况。脉搏加快通常是心脏出现了问题。第二是脉搏突然变慢，每分钟低于50次了，也说明心脏可能出现了问题。第三就是心律不齐。人体心脏跳动的时候是很有节律的，它一下一下地，脉搏也是一样。如果心跳时快时慢，临床上即称之为心律不齐。脉搏变快、变慢或心律不齐，只要这三种表现中出现任何一种，都说明心脏可能有问题。

以上八种情况可能单独出现，也可能几种同时出现。但是无论如何，哪怕病人的表现只符合其中一种特征，都有可能暗示着他的病情已经很严重了，需要赶紧叫救护车，千万不要视而不见。希望我总结的这八点提示病重的特征能够提供切实的帮助，以帮助我们对需要急救的伤病者作出快速的判断，为宝贵的生命多争取一丝机会和希望。

小贴士：急救遵循三步骤：一判断；二呼救；三自救。判断重病八特征：意识丧失、呼吸停止、突发胸痛、呼吸困难、无故出汗、口唇青紫、血压突降、脉搏异常（心律不齐）。

冠心病急救八字诀

冠心病是一种较常见的慢性病，多数情况下冠心病患者可以说还是安全的。

但是当冠心病患者突发冠心病急症的时候，生命就会受到很大的威胁。那么，冠心病患者在出现冠心病急症的时候，应该如何实施现场自救？北京市红十字会卫生救护培训中心急救专家，北京急救中心副主任医师冯庚老师将为您传授冠心病急救八字诀。

冠心病是一种慢性病。生命在老化的过程中，血管中的脂肪性物质会逐渐沉积在血管壁上，形成一个一个脂肪团，由于其外观像粥一样，因此可以称之为粥样斑块。其实，所谓斑块就是血管壁上沉积的脂肪团，这种脂肪团如果沉积在冠状动脉（冠状动脉负责供应心脏血液），到一定程度就会影响供血，斑块越大，血管就越细，这就是冠心病的由来。但是一般来说，冠心病不会危及生命，因为斑块是一点点长大的，不是突然长大，因此病人有充足的时间逐渐适应这种缺血的症状。不过这种状态不是一成不变的，如果冠心病突然转变为冠心病急症，也就是冠心病突然急性爆发，就会危及生命。

冠心病急症的判断方法有三个。第一个是看发病的人有没有心血管危险因素。所谓心血管危险因素，是指那些能够造成心血管病的因素。从医学上讲，心血管危险因素有60多条，我们只介绍其中最重要的6条。第一条就是吸烟。吸烟会破坏血管内皮细胞的完整性。人体的血管内膜有一层保护细胞，非常薄，像铺在地板上的瓷砖一样分布在我们的血管上，细胞与细胞之间有接缝，吸烟会破坏这个接缝，使接缝间的缝隙变大，直接导致血管中的脂肪性物质趁机渗透到血管壁中。因此，在60多条心血管危险因素中，吸烟排在第一位。第二条心血管危险因素是高血压，第三条是高血脂，第四条是糖尿病，这3条大家都比较熟悉，在此就不再赘述了。第五条是家族史。所谓家族史，是说一个病人的父母如果患有冠心病，也就是说父亲在65岁之前，母亲在60岁之前就患有冠心病，他的子女就称为有冠心病的家族史。罹患冠心病的概率要比没有冠心病家族史的人群高，因此有冠心病家族史的人就需要特别注意。最后一条心血管危险因素是不运动。

有了以上6条因素作为判断依据，我们就可以对自己进行一个简单的检测。

与上面6条心血管危险因素的符合度越高，那么发生冠心病的概率就越大。这是第一个判断方法。第二个判断方法就是看有没有发病先兆的表现，有没有诱因。详细来说，就是要注意病人在发病之前是否出现过一些异常的情况，比如说病人在发病之前感到难受、胸疼，或是胸闷，而且这些不舒服的症状还存在诱因，比如病人在感觉不舒服之前曾经情绪激动或做过剧烈运动，促使了这种情况的发生。

第三个判断方法是病人发病时的表现。第一个表现是胸部疼痛。那么，哪种胸部疼痛是提示心脏缺血？这个就要根据疼痛的部位来判断了。如果是心脏缺血引起的胸部疼痛，疼痛的位置基本是在胸部正中间，这个要因人而异，可能有一部分病人的疼痛位置会稍微有点偏左，但是也不会偏离正中间位置太远。疼痛的部位确定了，下一步我们就可以根据疼痛的性质进行进一步的判断。冠心病急症发作时的疼痛是一种闷疼，不像是针扎或者火烧那种尖锐的疼，在医学上我们将这类疼痛叫做压榨性疼痛，疼得非常厉害。然后是看疼痛持续的时间。大多数情况下，心脏缺血引起的疼痛一般都在几分钟左右，叫做心绞痛。如果一个人持续疼痛超过半个小时，则有可能是属于下面两种情况：一种是急性心肌梗死，另一种不是心脏缺血，而是其他情况导致的疼痛。第二个发病时的表现就是"闷"，即呼吸困难，喘不上气。如果一个人胸部疼痛的同时伴有呼吸困难的症状，而且又符合心血管危险因素中的若干条，那么就得高度怀疑他有可能是冠心病急症发作了，这种情况千万不要掉以轻心，需要赶紧叫救护车。

掌握冠心病急症的判断方法是基础，而做好冠心病急症的现场自救则是关键。当然，这个现场自救的方法不会很复杂，即便不是专业的医护人员也能做到，我把它总结为八个字，即现场自救八字诀：呼救、静卧、吸氧、服药。

呼救

呼救要掌握两点：第一点就是要早，千万不要拖延；第二点是呼救要准。准是指如果怀疑病人是冠心病急症发作，在呼救叫救护车的时候，就要跟医护人员说明，需要派发一辆带除颤器的救护车。因为心脏缺血容易发生室颤，而治疗室颤有一个办法很有效，那就是电击，而电击就需要除颤器。因此，准确的呼救有时会起到至关重要的作用，或许就因为救护车里配备了除颤器，病人的生命就保住了。

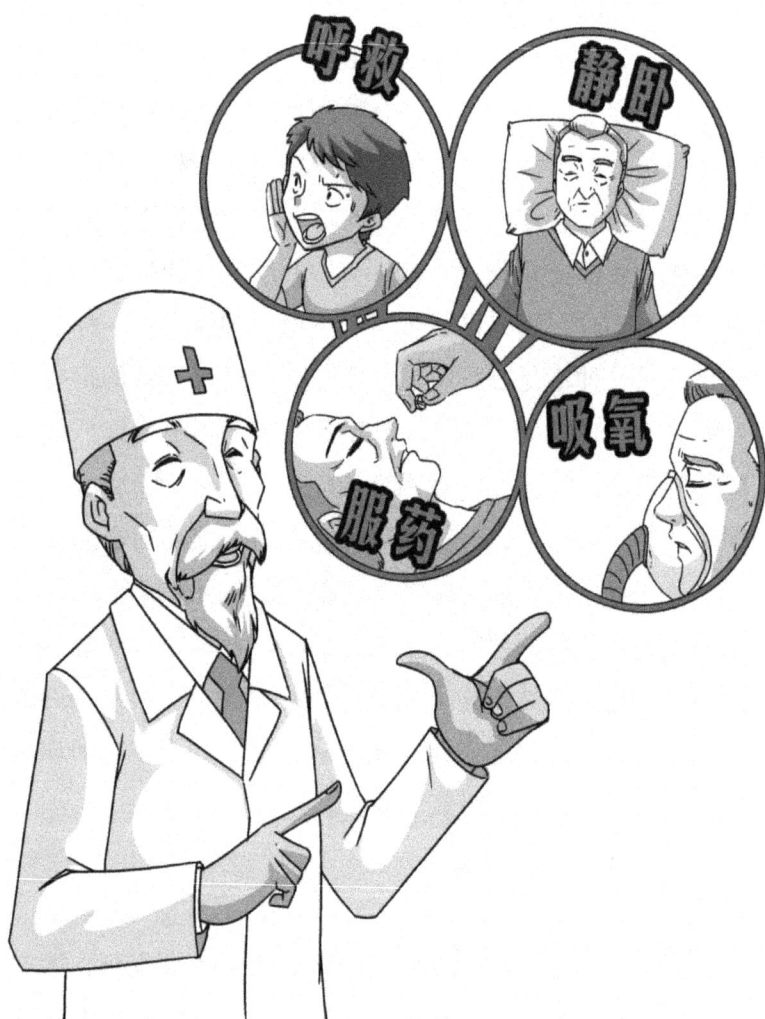

静卧

叫完救护车以后，不要随意挪动发病者，让他保持静卧状态。静卧包含两部分内容：一个是静，镇静、安静、冷静，这点至关重要；另一个是卧，就是指要让病人获得最大限度的休息，目的是通过及时的休息减少心脏做功。

吸氧

吸氧就是指有条件的人可以吸点氧气。如果家里有50岁以上的老人或者有心脏病患者，我建议在家中备一个氧气瓶。如果家中有人发病，吸氧可以很好地缓解症状，争取抢救的时间。

服药

冠心病急救的最后两个字：服药。我推荐三种药，第一种是硝酸甘油。硝酸甘油的功效是扩张冠状动脉，降低心脏耗氧。硝酸甘油的用法是在病人发病之初赶紧服用，含一片在舌头下面，不要咽下去，也不要喝水，让药片在舌头下面被吸收。这样做的好处是见效快，因为药效可以通过舌头下面的静脉直接作用于心脏，是最科学的用药方法。不过，硝酸甘油虽然有效，但不是所有人都适用，比如低血压人群，因为硝酸甘油有降压的作用。所以在用药时一定要遵医嘱，不能自己乱用药。我推荐的第二种药是阿司匹林。阿司匹林有抗凝血的功效，服用方法是在病人病发时嚼食，服用量为300毫克。不过，平时对阿司匹林过敏以及有胃出血、胃溃疡的人不能服用此药。我推荐的最后一种药叫做倍他乐克。倍他乐克实际上是一种商品的名称，它真正的名字叫美托洛尔，是一种预防心源性猝死的药，药效很不错。其作用是降低心脏耗氧，升高室颤阈值，室颤阈值越高，就越不容易发生室颤。关于服药的剂量，体重60公斤以上的人吃一片就可以了（25毫克一片的）。而心律慢的人，就是心律低于70次/分钟的人最好不要吃，因为它会让本来就很慢的心跳速度更加缓慢。另外，哮喘病人最好也不要服用此药。

冠心病急症严重威胁着人们的生命。因此，掌握冠心病急症发作的表现和病症，及时采取有效的急救措施对于争取抢救时间、挽救病人生命有着至关重要的作用。

小贴士：冠心病急症的判断方法有三个：一是看发病者存不存在心血管危险因素；二是看病人有没有发病先兆的表现，有没有诱因；三是看病人有没有出现胸部疼痛、胸闷等发病表现。掌握了这些判断方法，就可以通过冠心病急救八字诀：呼救、静卧、吸氧、服药，对病人进行急救了。

高血压急救"三板斧"

在我国现有成年人口当中，高血压的患病率大概是18.8%，也就是说以我国现有的人口来估算的话，我国现有成年人当中约有两亿人患有高血压，而且这个数字还在以每年一千万人左右的速度增长。高血压一旦爆发，就可能会出现心梗、肾衰和脑出血等问题，严重的可能会致残甚或致死，因此，面对高血压，一定不可掉以轻心。北京红十字会卫生救护培训中心急救专家，北京急救中心副主任医师冯庚老师将为您讲解高血压急救的"三板斧"。

血液在血管里流动对血管壁产生的压力就叫血压，血压由高压和低压两部分组成。所谓高压就是指收缩压，即在心脏收缩的时候测得的压力。心脏舒张，静脉血回流到心脏时测得的压力叫低压，正规的叫法为舒张压。另外还有一种血压就是所谓的"白大衣高血压"。患有"白大衣高血压"的人一见到医生就会紧张，血压迅速往上升，高于其正常值很多，而平常则没事儿。跟"白大衣高血压"相反的还有一种叫"隐蔽高血压"，也就是说有的人在家里血压高，一到医院血压就正常了，因为见到医生后安心了，血压也就下来了。

正常的血压有一个范围，高压不能超过140，低压不能到90，到90就不正常了，一般来说，低压应该是在89以下。判断一个人是不是患上了高血压症，不能通过一次监测，而是要多次量血压。如果多次的测量结果均显示高压超过140，低压超过90了，就可以断定他是高血压。血压高分正常的血压高和病态的血压高。大部分人在情绪激动和剧烈运动时血压都会高于正常值，这个不需要担心，因为它属于一个正常的生理反应。病态的血压高就需要引起我们的重视了。

那么，什么人容易患上高血压呢？

有这样几种人容易患上高血压。第一种就是体重超重的人。所谓超重有两种情况：一种就是大个子，他虽然不胖，但是体重很重，一般都在100公斤以上；还有一种就是肥胖的人。第二种就是长期饮酒，尤其是过量饮酒的人，这类人群也是高血压喜欢光顾的。第三种就是老年人。这和年龄有关，因为随着年龄的增长，人体血管的弹性降低，心脏收缩的时候，张力相应就会增大，这样直接导致的结果就是血压增高了。第四种就是高盐导致的高血压。最后一种就是有高血压家族史的，相对于一般人来说更容易患上高血压。当然不是说有高血压家族史的人都会患上高血压，因为高血压是综合因素导致的，不是单一的因素所致。

高血压跟其他的病不一样，很多人有高血压，但是并不感觉到难受。或者是刚开始难受，但慢慢适应后就不感到难受了。高血压的这个特点导致很多人有高血压但他自己不知道，或者是他虽然知道，但由于不难受就不采取措施，结果到了一定的程度它就会爆发。

　　高血压急症要比高血压厉害得多。高血压急症是指人的血压在很短的时间内急剧上升而导致的一系列伤害。比如好多人的血压长期在180、190左右徘徊，在这个基础上如果突然得心梗或者脑出血了，就叫高血压急症；或者有的人平常血压不是特别高，在160、150的样子，但是短时间内突然达到200多，这都属于高血压急症的范畴。

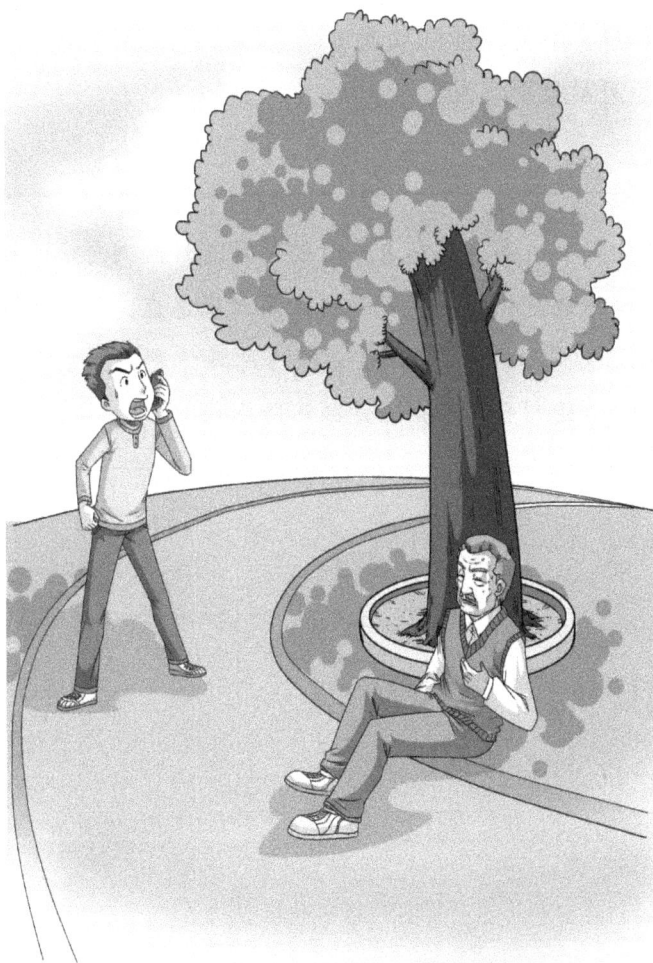

因此，高血压患者平时应当注意以下几点，以避免发生高血压急症。第一点就是要随时监测。高血压患者要养成经常测量血压的习惯，便于随时监测血压值。第二点是规范化治疗。所谓规范化治疗包含两个方面的内容，第一是坚持服药，第二就是要坚持非药物治疗。所谓的非药物治疗一是限盐，二是保持心情愉快，避免长期的持续紧张。

我们都不希望高血压急症的发生，但万一发生了，我们也不要惊慌。出现高血压急症之后的自救方法有三条：第一就是让病人原地休息，不要让他活动或者随意挪动他；第二是叫救护车；第三就是赶紧服用降压药。

小贴士：高血压患者平时要注意随时监测自己的血压值，坚持规范化治疗。万一发生高血压急症，记住高血压急症急救"三板斧"：一是让病人原地休息，尽量不要挪动他；二是叫救护车；三是服用降压药。

中风是可以提前观测到的

冬季是脑中风的高发季节，而且天气越寒冷，发病频率就越高。那么脑中风到底是怎样产生的？我们应该如何去更好地预防脑中风的发生呢？北京中医药大学教授，首届中华全国中医科普学会常务理事漆浩老师为您支招应对脑中风。

早些时候，很多人都认为脑中风是一种比较危险的病症，只在少数人群中爆发。事实却并非如此，很多人都有脑中风的可能性。据统计，脑中风是一种常见的危重病症，它的死亡率在很多病症里位居前列。这种病症其实是由一系列脑血管意外所造成的，这样的病症不能以发病率的高低来衡量和描述。举例来说，在高血压病人里有20%～30%的病患会死于脑中风，而我国高血压患者的基数又非常大，这个庞大数字的百分之二三十就非常可观了。

因此脑中风其实在很大程度上是对高血压病人来讲的，因为高血压病人是脑中风患者中一个重要的组成部分。为什么冬天寒冷的时候就特别容易引发脑中风？因为就是高血压导致脑中风产生。脑中风是一个通俗的概念，这里面包括脑梗死、蛛网膜下腔出血、脑血管意外、脑内出血等。也就是说任何能够导致脑内出血的，如蛛网膜下腔出血、颅内出血等导致血管破裂出血的都可以归纳到脑中风里面。之所以叫脑中风，是为了跟其他中风相区别。其实在很大程度上，脑中风是从脑血管意外这个角度来理解的。众所周知，正常人的脑血管是受天气变化影响的。从规律上来讲，寒冷、湿、闷这三大气候因素是诱发脑中风的重要原因，这就是为什么冬天和夏天人们容易患脑中风的原因。先说冬天，冬天天气寒冷，血管收缩，特别是从温暖的室内到室外时，气温骤降，全身的毛细血管，包括大血管，全部处于反射性收缩的状态，这个时候血压就会增高，而且由于寒冷的刺激，人们的身心应激反应也会加快，人体的血管处于高度紧张的状态，因此在这种情况下就很容易发生脑中风。

而到了夏天，比如桑拿天，汗液蒸发得很快，血液相对黏稠，如果这个时候又不活动，就很容易在身体某个部位形成栓塞，从而出现意外。人们在"闷"的环境中，由于周围气压降低，会出现很明显的不舒服的感觉，这种感觉是反射性的，与此同时，人的身体高度紧张，血管舒张，如果这种应激状态持续时间过长，就容易造成血管痉挛，从而诱发脑中风。

因此，如果作一个统计就会发现，各大医院在冬季，特别是春节前后，脑中风的发病率大都是上升的。春节本是全家团圆、辞旧迎新、充满喜庆的节日，因此家中有老人的一定要特别注意，平时多关心老人并采取措施预防脑中风的发生，过一个健康快乐的新年。那么，出现什么样的症状就说明病人可能是脑中风？脑中风患者有什么表现呢？脑中风的表现其实有很多，比较重要的有以下几点：

第一个表现是头痛。这种头痛有的时候会比较剧烈。比如，以我曾经接触过的一个恶性高血压病人为例，病人刚被送到医院

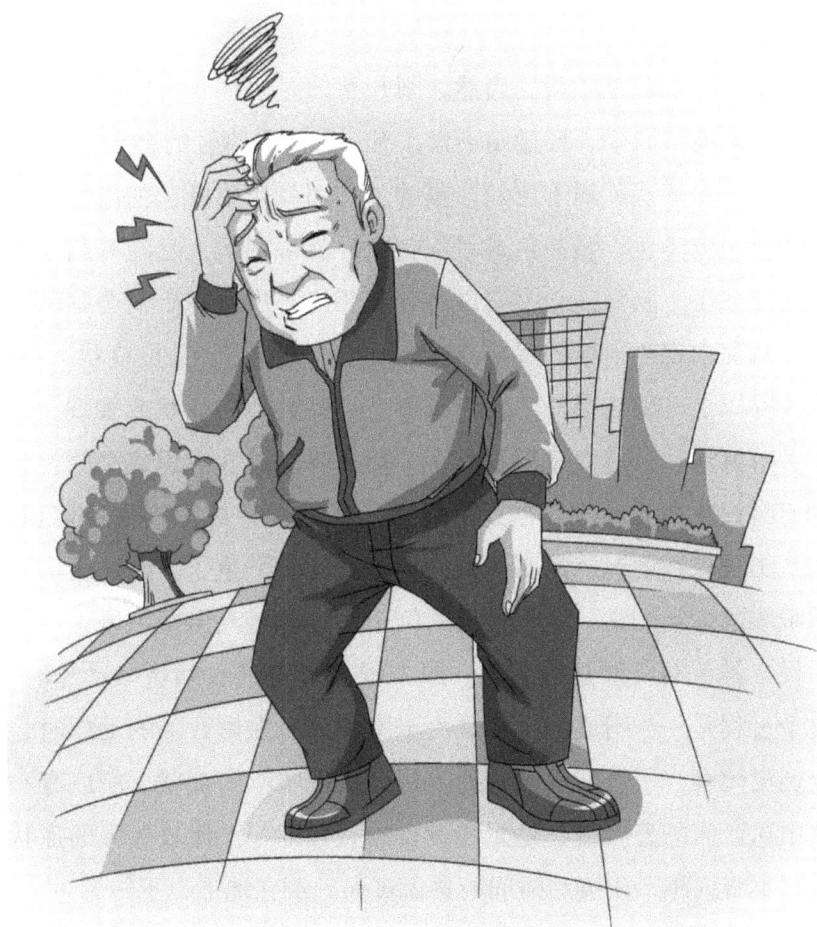

的时候，我给他量了一下血压，一开始舒张压为100，没多久就上升到105，110，升得非常快。那么，他中风的症状是什么样的呢？据病人描述，他从外面回到家，有点累，于是想歇一会儿抽一支烟，结果抽烟的时候病人的头部就突然疼起来，他爱人就赶紧放下手里的活儿往他那儿走，还没走到他跟前，病人就疼得受不了，倒在地上昏过去了。其实那个时候病人就已经脑出血了。蛛网膜下腔出血造成的疼痛是非常厉害的，不过并非每次都那么剧烈。

第二个表现是眩晕。当然，刚开始的时候症状可能没有那么严重，会有点眩晕，好像站不稳，有一种头重脚轻的感觉。

第三个表现就属于比较严重的了，那就是呕吐。如果呕吐出的秽物呈咖啡色、酱油色或者综合色，就说明病人已经有脑膜刺激的征兆了。脑脊液和脑髓以及脊髓相连，出血以后就会刺激脑膜，从而出现喷射性的呕吐，这种呕吐也是比较严重的症状。

除以上三种表现外，脑中风还有一些其他的症状或表现，比如关节麻木、一过性意识丧失等。什么叫一过性意识丧失呢？比如有时候正在看什么东西，可能突然有几秒钟好像丧失了意识，一旦出现这种情况，说明病人的病情就比较严重了。此外还有一些呛咳的症状。举一个很常见的例子，当老年人出现中风先兆的时候，其吞咽反射是迟钝的。原本喉肌在完成吞咽这一动作时，整个过程是一气呵成的，但是由于脑中风，在做吞咽的动作时会厌还没闭合，所以容易被呛到，从而出现咳嗽的症状。所以有一些中风卧床的患者自己是无法进食的。另外一个比较厉害的症状就是不省人事，出现短时间的意识丧失，倒在地上也不知道。

上面讲的是脑中风患者中常见的几种较严重的症状或表现，那么，除了以上表现，还有没有其他的方法帮助我们去判断一个人是不是有脑中风的前兆呢？方法有很多。第一，观察一个人的脸部。先看他鼻唇沟这个地方是否对称。比如一个人嘴歪，如果他不是面神经麻痹，很可能就是中风的前兆。再有就是看眼睛，如果眼睛一大一小，同时伴有眼皮跳的情形，在排除局部眼疲劳或者局部神经过敏的可能性以后，极有可能是脑中风的前兆，应该尽快去医院就诊。还有一个判断方法就是让一个人喝水或让他吹口哨，如果喝水时，水会从嘴边流出来或者吹不成口哨（吹口哨要求口型比较规则，不能漏气。如果是有脑中风迹象的病人，他就吹不了口哨）。如果家里的长辈、父母有高血压或者心脑血管不太好，就可以用这些方法检测：看鼻唇沟是否对称，喝水会不会从嘴里漏出来，能不能吹口哨。此外，如果手指头抖或者大拇指一点感觉都没有，怎么掐也不疼，也要引起足够的重视，尤其是出现这些症状的人还有高血压史，最好赶紧去医院就诊。

我们还可以通过让病人做一些运动来判断其是否有患脑中风的迹象，比如说抬胳膊。有脑中风前兆的人，两只胳膊抬起来后不能保持平直，总是一边高一边低。而正常人做这个动作，两手保持持平10秒钟都没有问题。

此外还有一个很简便易行的判断方法，就是让他说话。中风的病人说话就开始不利落了，俗话说就是大舌头、口吃，特别是卷舌音，更发不清楚，所以舌头是观测脑中风的一个重要指标。

以上这些都可作为判断标准，在到医院进行确诊以前，我们可以自己先判断一下，以做到早发现，早治疗。这里尤其需要引起注意的是高血压病人。高血压病人是终身用药，如果有一段时间该吃的药没吃，又出现上面的征兆，最好赶紧送医院，让病人得到最及时的治疗。

如果身边有人突然脑中风发作，我们如何对其进行急救？急救有什么需要注意的地方或者说有什么要求？在多长时间内必须要送到医院？如果身边有人发生了脑中风，第一要务是保持安静，让病人绝对卧床。如果说病人倒在地上了，将其平放就可以，或者把病人平抱起来放在床上。如果选择让病人躺在地上，不挪动他，可以在地上铺点棉被等物，但前提是你不要动他，因为这种情况下可能已经发生了蛛网膜下腔出血或者脑出血，很有可能你一动他，血管就破裂出血，病人就会处于很危险的境地，所以这一点是必须要注意的。只要让病人平卧，保持安静，同时保持其呼吸道通畅（扣子扣太紧的将扣子打开；有戴假牙的把假牙取下来），将颈部完全露出来，头保持侧面的姿势，左侧右侧都行，但是不要让病人头朝上。因为有时候病人可能要呕吐，头朝上容易呛着。

脑中风虽然可怕，但是只要我们掌握了它发病前的一些表现或者症状，懂得急救常识，就能制敌先机，为脑中风的治疗和抢救赢得时间和机会。

小贴士：身边有人脑中风发作，可以采取以下急救方法：让病人平躺，头侧向一边，保持其呼吸畅通，不要随意挪动病人。然后拨打 120 或 999 急救电话，说明情况，等专业救护人员过来。

关节炎的饮食调理和禁忌

提到关节炎，不少人认为它不是什么大毛病，在病情发作时忍一忍、熬一熬就过去了，和对待其他慢性病的态度一样：症状不发作时想不起来预防和保护，症状发作时才感到身体的不适，但也不去过多地重视和注意，以致自己年复一年遭受病痛的折磨。因此，应对关节炎等慢性疾病，首先一定要端正态度。如果患者在日常生活中不注重预防和治疗，或者饮食、运动不当，都会为关节炎病情的加重埋下伏笔，为以后的生活带来极大不便。那么，我们到底该如何认识它？它对我们的健康会造成哪些隐患？我们又该如何调理和治疗？北京中医药大学教授，首届中华全国中医科普学会常务理事漆浩老师将为您讲述关节炎的预防和调理。

关节炎有很多不同的类型，因此其预防和治疗方式也各不相同。中医里，根据不同的病因，可将其分为四类：遇冷加重型关节炎、局部红肿型关节炎、风湿型关节炎和长期发作类关节炎。我们要根据类型和症状的不同，采取相应的日常预防和调理措施。

首先是遇冷加重型关节炎。它属于风寒型关节炎，跟天气有关系。遇上阴雨寒冷天气，此类关节炎患者就会伴有疼痛症状发作。俗称的"老寒腿"就是此类关节炎的典型代表，有遇冷加重、遇热缓解的特点。中医认为其病因是风寒侵入经脉所致，因此从发病地区来看，我国东北等寒冷地区此类关节炎比较常见。风寒型关节炎通常是大关节的疼痛，尤其以膝关节为多，但也会涉及其他关节，譬如肩关节、踝关节等。如果平时我们不加注意和保护，等病情发展到一定程度，就会出现纤维化，关节的活动受到限制和束缚，这就是为什么有的患者做不了抱膝这个动作、蹲不下去的原因。

既然此类关节炎是由于寒气入侵造成的，那么从预防和治疗的角度讲，我们就要在寒冷时节加强对膝部、肘部等关节部位的防寒和保暖，同时用一些温经散寒、通经活络的药来进行洗浴或熏洗，如牛膝、五加皮等，都是常用的药物。特别是五加皮，不仅对关节有益，还有强壮心血管的作用，中医有个说法，叫"双脚不能移，牛膝五加皮"，意思即为，当感觉关节疼痛时，可以配用牛膝和五加皮这两味药材进行熏洗，以达到缓解不适症状的效果。此外，还可以通过按摩相关穴位的方法缓解疼痛症状。在人体膝关节两侧有两个凹陷处，中医上分别称之为内、外膝眼穴。经常按摩这两个穴位有行气活血的作用。按摩时，先将内、外膝眼各按 10 ~ 15 次，同时或轮流按摩均可。按摩完毕后，再将双手放在双膝膝盖上旋转揉搓。通过按摩，可以达到活血通经、解除关节僵硬的效果。

上面讲的是遇冷加重型关节炎的治疗和缓解方法，从中医辨证角度讲，有风寒性关节炎，相对的就有风热型关节炎的存在。下面要将的第二种关节炎类型——局部红肿型关节炎，就属于风热型关节炎。其症状表现为：患者常有关节疼痛、红肿、火烧等感觉，而且有时关节会肿得很大。尤其当遇到冷刺激后，症状就会明显加重。比如患者遇风时，腿部会有寒战感，这是由于关节内部津液遭遇损耗所造成的。尤其需要注意的是，风热型关节炎很容易转化成热毒型，热毒型关节炎的症状为全身发热，这时身体的炎症已经很重了，因此风热型关节炎患者一定要提高警惕，谨防病症向热毒型发展。在饮食上，风热型关节炎患者切忌食用易上火的食物，多选择清热食材。比如，患者可以在薏仁粥里放入莲子心、菊花等清火食材，以达到清风热的作用。薏仁、豆蔻仁、冬瓜仁是中医常讲的"三仁"，将"三仁"做成汤经常饮用，也可驱除体内风热。此外，茯苓、黄连、黄芩、连翘等药材对风热型关节炎也有很好的功效，可以清热解毒抗感染，可遵医嘱适当使用。风热型关节炎患者除了要清淡饮食，同时还要忌酒（风寒型关节炎患者则恰恰相反，应适量饮酒，以缓解病情）。如果选择按摩疗法，除了"搓膝盖"，还要按摩一下足三里，足三里在膝眼下三寸，经常按摩这个穴位可以起到清风泻火的作用。而风热较严重的患者，还要常"掐"承山、委中这两个穴位。承山穴位于小腿肚肉最厚之处，掐承山穴有助于清风热；委中穴位于膝盖反面，腘窝最凹陷处，手法是先纵掐，后逐渐弹拨。除了按摩疗法，风热型关节炎患者还可以选择用放血疗法，比如在中指指尖处放一点血，就能够使风热有所泻出。

第三种是风湿型关节炎。顾名思义，该类患者对"湿"颇为敏感，所以在气候潮湿的南方，此类关节炎比较常见。风湿型关节炎患者常有以下症状：逢阴雨天气，关节不适感就会加重。因为湿邪是紧缩的，所以此类关节炎患者会觉得关节好像被绳子绑住，头部如同被紧箍箍住一般。风湿型关节炎病变的病程比较长，因此关节常表现为隐隐作痛，而不是钝痛。在调理办法上，该类患者要特别注意其居住环境：首先，要远离潮湿的环境。曾经有位患者，南方人，多年以来一直遭受风湿型关节炎的折磨，怎么治也治不好。后来因为工作关系搬到了北方，他的关节炎竟然不治自愈了。当然，改变居住的大环境比较困难，不是每个人都有条件将家搬来搬去的。但是我们可以改变小环境，比如，可以在家中备台抽湿器。其次，也要注意远离那些看不见的湿气，比如卫生间、沐浴室等地，尤其要避离潮湿阴冷的地下室。在饮食上，风湿型关节炎患者可多食用一些清热利湿的食物，如在紫苏叶粥里加入冬瓜仁、丝瓜或苦瓜等。

最后一种是长期发作型的关节炎。它类似于老年退行性关节炎，多发生于老年人群和久病不起的卧床病人。老年人由于肝肾阴虚，会导致关节屈伸不利，不能下腰、转身，甚至连抬胳膊这样简单的动作也做不了。比如在公交车上抓手柄，抓一会儿就会觉得关节沉，很累，抓不动了。而卧床病人则由于长期卧床，缺乏运动，从而导致此类关节炎的发作。无论是由于哪种原因导致的，从中医上来讲，身体出现退行性病变的根源均为肝肾阴虚。所以长期发作型关节炎患者除了多食用滋补肝肾的食物，还要进行适当的运动。不过需要注意的是，不是所有运动都适合，有几个常见的锻炼方式对于长期发作型关节炎患者要尽量避免：第一，登山。登山对腰和全身所有关节都是一种磨损，所以不适宜该类关节炎患者。第二，下楼梯。因为在下楼时，脚踩下去的瞬间身体重心会移到脚上，从而对关节造成一个很大的冲击，长期发作型关节炎患者要尽量避免这种锻炼方式。

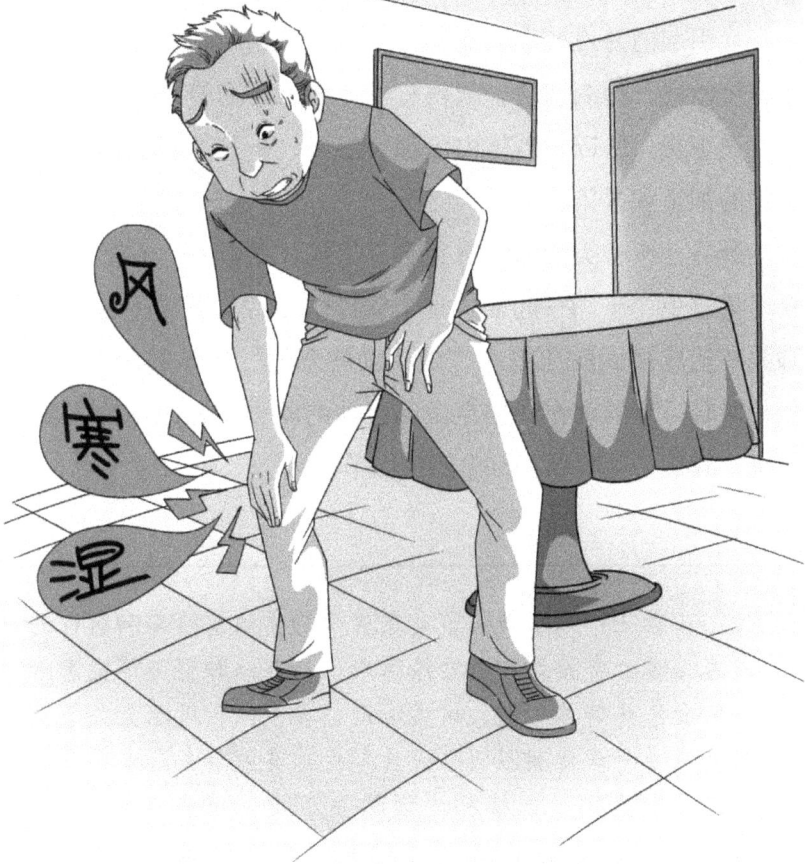

综上所述，不同的关节炎患者，要根据自身不同的病情和症状，在饮食、用药、按摩和运动锻炼等各方面选择适合自己的，使自身的关节炎症状得到相应的调理和治疗，缓解病情。此外，特别要指出的是，现在不少年轻姑娘为了美丽冬天也穿裙子，为风、寒、湿三气的入侵提供了机会。一旦风、寒、湿三气进入关节，就会产生关节炎。所以提醒各位爱美的女孩子，在冬日里不要做"美丽冻人"，一定要做好关节的保暖防寒。

除了日常的保暖预防外，我们还要注意避免由身体其他部位的炎症引起的并发感染。比如，当咽炎、扁桃体炎发病后，如果不积极治疗，抑制病情，就很有可能激发溶血链球性感染，从而诱发关节炎。所以，当体内出现炎症时，一定要积极治疗，遏制炎症的加重和感染。

最后，所有类型的关节炎患者均需注意的是：在运动中，一要尽量避免"下蹲—起来"这个动作，因为"下蹲—起来"会对膝关节造成很大的压力；二是活动腿部时，应该将腿部抬起来，做相对轻一点的动作，避免做压迫性的动作。总之，为了自身的健康，我们一定要保护好自己的关节。

小贴士：风寒型关节炎患者平时要注意膝部和肘部的防寒保暖，常按摩内、外膝眼穴；局部红肿型关节炎患者要常食清热解毒食材，按揉承山、委中穴；风湿型关节炎患者应避免居处潮湿阴冷；长期发作类关节炎患者要多补肝肾，少登山、下楼梯。预防关节炎，重点是要防风、湿、寒三气入侵。所有类型的关节炎患者都应尽量避免"下蹲—起来"的动作。

老年痴呆的前兆和预防

寻人启事

×××，女，76岁，身高一米五八左右，短发，穿灰色的确良中式罩衫，黑裤子，灯芯绒圆口布鞋，牙齿已全部脱落，因患老年痴呆症于六月三日走失至今未归。有知情者请与×××联系，定有重谢。联系电话：×××

×年×月×日

或许很多人都见过这样的寻人启事，为什么那么多的老人会因为患老年痴呆症而走失了呢？心理专家马健老师将从老年痴呆症的患病原因开始讲起，进而介绍其症状表现和预防措施，解答上面提出的问题。

老年痴呆症，从字面理解，它是老年人罹患的一种病，很多人觉得老年痴呆症离自己还很遥远，觉得不必过于紧张。其实不然，现在，老年痴呆症的患病年龄已开始呈现年轻化的趋势。说到这里，很多人就开始琢磨自己离老年痴呆症还有多远了。

　　老年痴呆症的症状表现一个是脑萎缩，另外一个就是记忆力明显衰退。一些老年痴呆症患者还有暴力倾向，会打人骂人。举

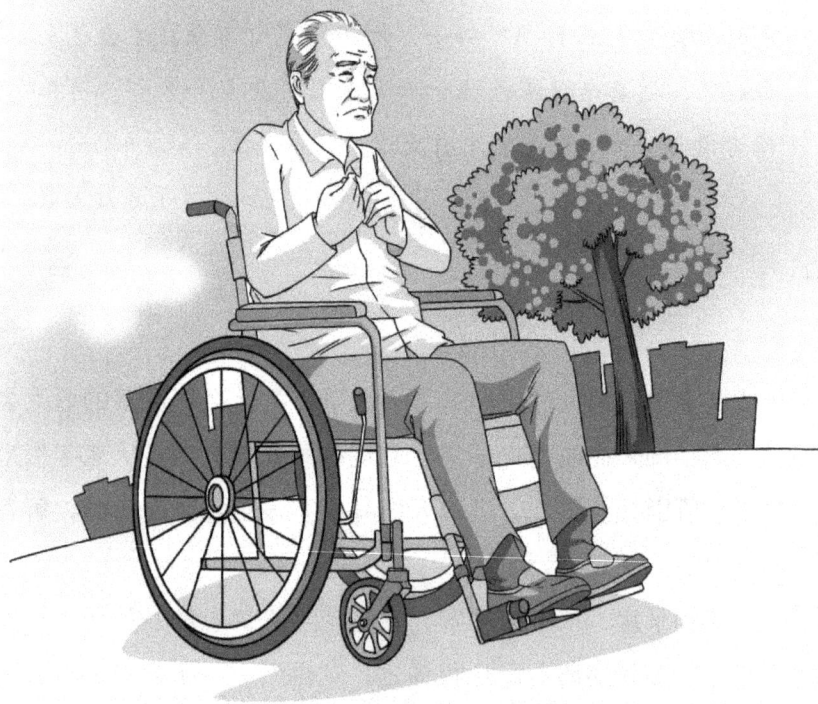

一个例子，有一个老奶奶八十多岁了，很瘦小，但她的儿媳经常抱怨，说老人总是打她。一般人会想了：那个老奶奶那么大岁数，看起来又那么瘦弱，哪里有力气动手打人呢？但事实是，那位老人的确经常动手打人，不只是她儿媳，她身边的其他人也经常被打。这就是因为有的老年痴呆症患者有暴力倾向。

老年痴呆症患者因为记忆力衰退会发生走失的情况。如果家里有这样的患者，出门之前要把门锁上，以免老人走出去因为找不着回家的路而走失。另外，老年痴呆症患者还会有以下行为：比如看到垃圾桶里的东西拿起来就往嘴里塞，是儿女或者亲人不给吃的吗？不是。他们即便刚吃饱饭出门，见到东西还是要吃。因为他不记得自己吃过饭了。

看到这里，很多人有了这样的感想：老年痴呆症太可怕了！自己经常丢三落四、提笔忘字、张口忘词，不会是患老年痴呆症的前兆吧？其实我们不用太紧张，不要先给自己贴个老年痴呆症患者后备军的标签。首先，每个人的记忆是有限的，我们不可能把所有事物和事情都记得清清楚楚。比如说"舌尖现象"，明明就到嘴边了，怎么也想不起来要说的话。这种情况只要稍微有一点提示就可以马上想起来，所以这个没有关系。其次，现在人们处于一个信息爆炸的时代，每天都要接收大量的信息，接收的这些信息不可能全都消化，有的信息转身就忘也是正常的。很多人都有这样的体会，觉得小时候的事情记得特别清楚。其实是因为小时候人们接触的事情没那么多，忘得自然就少。可等长大了之后，社会信息量大，需要处理的事情也很多，还要面临诸多压力，忘得也就多了。

那么，有没有方法可以帮助我们判断一下自己离老年痴呆症还有多远呢？这里先介绍一下老年痴呆症的十大症状，大家可以看看自己具备这十条当中的哪几条，从而判断自己离老年痴呆症还有多远：第一条是记忆力日渐衰退。第二条是处理熟悉的事情出现困难。比如炒菜，原本天天做，很熟悉的一件事情，突然不知道该怎么做了。第三条是对时间、地点以及人物日渐感到混淆。第四条是判断力日渐减退。第五条是乱放东西。老年痴呆症患者的乱放东西和正常人习惯性地乱放东西是有区别的。正常人乱放东西，比如说有的人回到家，可能顺手就把衣服扔在沙发上，这是一种习惯；而老年痴呆症患者可能就会把衣服扔在地上，甚至放在鞋柜里，衣服应该是放在衣柜里或者衣架上，再懒一些，扔沙发上或椅子上，鞋放在鞋柜里或者门口地板上，但老年痴呆症患者很明显已经没有这样的意识了。第六条是抽象思想能力减退。第七条是情绪不稳，行为异常。第八条是性格出现转变。第九条是失去做事的主动性。第十条是语言表达出现困难。

上面讲了老年痴呆症的十大症状，下面讲讲如何预防老年痴呆症。预防比治疗更重要，等到得了老年痴呆症再去治疗就难了。预防老年痴呆症没有别的窍门儿，就是勤用脑，多动手，多锻炼，把身体和头脑的锻炼结合在一起。一方面使大脑得到运动，另一方面身体也能得到运动，从而在各方面预防老年痴呆症。其实我国有一"国粹"，就是搓麻将，它是预防老年痴呆症非常好的一个方法。但是这里要强调一下，不能赌博，将搓麻将作为生活里的一项休闲娱乐活动，约几个朋友在家里玩儿就可以了。还有人为预防老年痴呆症背圆周率，能背到小数点后三百多位，甚至四百多位，这其实就是为了训练记忆力。还有，老年人一定不要"宅"在家里不出门，要多参加社会活动和团体活动，比如舞蹈队、合唱团，多接触新鲜的人和事物，不要把自己封闭在家里这个小空间，"宅"最容易让老年人患上老年痴呆症。因为他总是自己一个人独处，长此以往，会逐渐丧失和别人交流的乐趣，失去做事的主动性，长时间不交流也会使其语言表达出现困难，这种情况就很让人担心了。因此，老人一定要走出去，多参加集体活动，多和人交流，勤用脑，多动手，远离老年痴呆症。

> 小贴士：勤用脑，多动手，常锻炼。走出家门多交流，积极参加团体活动，远离老年痴呆症，享受高品质生活。

骨刺的预防和常见治疗方法

生活当中经常会听到有朋友说腰疼、脖子疼，去看医生，医生说是长骨刺了。那么，什么叫骨刺？骨刺是指骨头上长出来的"刺"吗？中国传统医学研究会常务委员，北京御源堂门诊骨伤科专家罗炳翔老师将为你讲述骨头上长"刺"这些事儿……

骨刺这个词并不是特别科学的一种说法，事实上，医学上管这个所谓的骨刺叫骨疣，指骨头上长出来的多余的那一块儿，也就是增生出来的小骨头，它是一块骨而不是一根刺，因为 X 光片是平面成像，这块小骨疣投影在 X 光片上看着像一根刺而已。它是怎么生成的呢？一般来说，骨质退化后，摩擦会在局部造成增生性或者是破坏，因此可以把骨刺理解成骨质增生。人类到了一定的年龄，都会长所谓的骨刺，膝关节、颈椎、腰椎、踝关节、腕关节都有可能长。不过，有些人虽然有骨质增生，但可能一辈子都不会有什么症状，感觉不到任何的不适，因为如果骨刺不长在重要的关节内外，不造成局部卡压，或者它长的位置附近没有重要的神经或血管，不影响软组织，没有产生无菌性炎症，就不会疼痛。只有产生无菌性炎症了才会感到疼痛，比如膝关节常见的骨刺，会造成髌骨下面或上面的滑囊以及关节里面软骨的磨损，从而造成关节内外的炎症反应，引发疼痛。要消除疼痛，在治疗上只要消除无菌性炎症就可以了。但是"骨刺"一词给很多人造成了心理负担，尤其是老年人，总觉着关节里面扎着一根刺，需要把它去除掉，否则心里很不舒服，其实大家没必要有此心理负担。

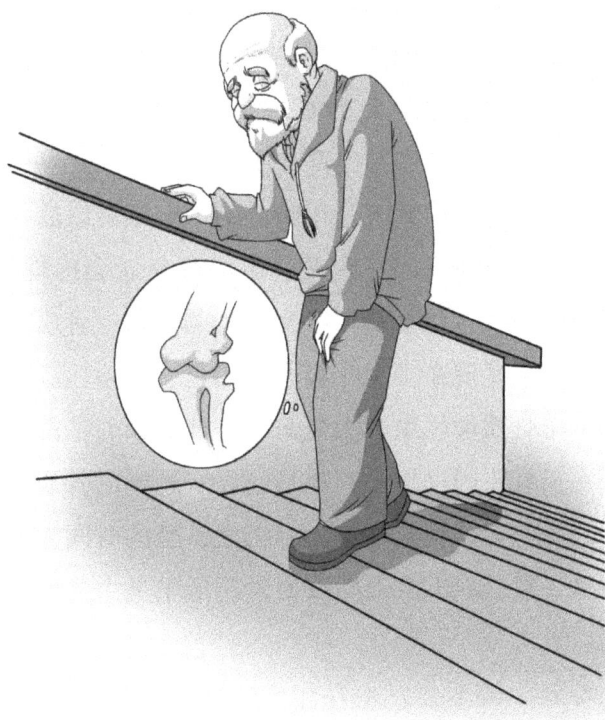

那么，骨质增生到底是怎么形成的呢？这就涉及人体骨代谢的问题了。人体的骨头随着年龄的增长，成骨的过程逐渐减慢，而破骨的过程却在加快，到一定年龄，每个人的骨头都会出现边缘的增生，这是一个普遍现象，所以不需要担心。至于什么样的人容易得骨质增生，这是由多方面的因素决定的，真要归纳起来因素就多了。首先是个人的体质问题。有的人可能因为小的时候缺乏营养，造成骨质疏松，因此相较于其他人就容易出现骨质增生；还有缺乏体育锻炼的人，这些人的骨骼相对于喜欢运动的人也会脆弱一些，可能也容易骨质增生。

　　其次是职业因素。不同的职业会形成不同的职业习惯，从事办公室工作的人坐的时间久，腰椎就容易骨质增生；伏案工作者或者总是和电脑打交道的人，颈椎就容易骨质增生。

　　再次就是体重因素。比较肥胖的人走路的时候膝关节负重大，那么膝关节可能更容易出现骨质增生。

　　还有一个重要的因素就是年龄。到一定年龄以后（具体多大年龄没有严格的界限），一些关节不可避免地会出现骨质增生，甚至可能很早就发生了。我年轻当大夫的时候，骨质增生大多发生于老年人，可是现在不少年轻人竟然也骨质增生。我见过的年龄最小的一个骨质增生患者大概只有十四五岁，他的骨垢还没有闭合，还在长骨头的过程中，竟然已经有颈椎的骨质增生了。为什么呢？因为他天天玩儿电脑、打游戏，坐的时间太长，缺乏锻炼，还挑食导致营养不良。所以说骨质增生是由各种因素共同作用决定的。

　　虽说骨刺一般不会发生在年轻人身上，还是中老年人多一些。但是我们仍要时刻提高警惕，如果不经常锻炼或营养达不到的话，骨质增生这种情况可能就会提早发生了。关于骨质增生，尽管现在还没有一个详尽的统计，但好像是女性骨质增生发生得更快一些，因为女性的骨质相对男性来说要差一些，因此在临床中骨质增生的患者还是女性多一些。

通常，容易长骨刺的地方大多是人体的各个关节处。其中，膝关节是最常见的，因为膝关节是人体最复杂的关节，脖子、后背、腰、手、腕这些关节的结构相对膝关节就简单多了。同时，膝关节又是常年走路、负重、运动的一个关节，自然就更容易出现骨质增生了，加之膝关节里面的结构又比较多，骨疣可能影响到的结构就多，有时候可能影响到软骨，有时候会影响到韧带，有时候影响到滑膜，所以膝关节长骨疣后出现的症状就更多一些。另外，颈椎、腰椎、腕关节、踝关节还有足底，也是容易长骨疣的地方。脚底有韧带和肌腱，走路的时候会使劲拽着足根这个位置，因此足跟部位也很容易产生骨疣。

骨质增生长出来的骨疣一旦长出来是不可能消失的，它跟真正的骨头是一样的。如果骨疣能去掉，那骨头也可以去掉了。关节部位特别容易受风，受风着凉后就会疼痛，容易产生骨疣，所以容易着凉的人或者生活在寒冷地区的人，他们的骨骼可能会退化得快一些，骨边缘退化得也早一些。而老年人因为体质虚弱更容易着凉，本来关节就已经存在一些问题了，再一着凉，症状可能会更重一些。很多人年轻的时候不注意，因为没什么疼痛的症状，然而等到老了，这些问题就全都出来了。

长了骨疣一般来说不会有什么症状，但如果它形态比较大或长在非常重要的部位上，就有可能引发很多病痛症状。比如颈椎部位的骨质增生可能正好严重压迫到神经了，就会造成明显不适的症状。腰椎部位的骨质增生如果长到椎管里边了，就可能会对脊髓、对脊神经根形成压迫。同样的，膝关节也是，骨疣会造成膝关节肿胀，症状厉害的病人会觉得整条腿像要废了似的。因骨质增生产生的严重症状有头晕、恶心，腰疼得动不了等，但这样严重的症状是比较少的。也就是说骨疣不至于引发特别严重的症状，大部分有骨疣的人终生也就是感觉有一点不舒服，没有特别严重的症状，所以没必要为此而过于焦虑。

骨疣虽然一般不会引起特别严重的症状，但是如果引起疼痛等症状，我们要如何治疗呢？

治疗骨刺的首要原则是要弄清楚为什么会出现这些症状。如果是因为它影响到外周的软组织系统了，那就治疗这个软组织就可以了，把软组织的问题解决掉，症状自然就轻下来了。

治疗骨疣的第二个原则是预防为主，减缓它的发展。例如中医讲肾主骨，先天肾精不足的人骨质上就容易出一些问题。如果是肾精不足引起的，就要通过滋补肝肾的方式把肾精补回来。有的孩子一生下来挺壮实，哭声嘹亮，头发也又黑又密，说明他先天肾精足；有的孩子生下来就很瘦小，头发干黄，哭声跟小猫一样，说明他先天肾精不足，后天一定要给他补过来。

要治疗骨疣，还要注意平时的穿戴习惯。比如高跟鞋，对腰、膝关节和踝关节都是有影响的，会加速这些部位骨疣的生长。当然，鞋跟太高不行，可完全是平跟鞋可能也不太舒服，因此可以选择有一点坡跟的鞋。有点坡跟的话，膝关节的力线是往前的，会减轻膝关节的受力，所以一些膝关节疼痛比较严重的患者，医生会建议他穿有一点半高跟的鞋，或通过减少膝关节的受力来缓解其疼痛的症状。

第三个原则是积极治疗，根据它发生的不同关节部位采取对症的综合治疗办法，达到减轻减缓症状，能够维持正常的生活目的。下面主要讲讲第三个原则，即骨疣的治疗。

骨疣的治疗，要针对不同关节采取不同的治疗办法。膝关节、颈关节可以用西医的办法，可以口服药也可以外用药在局部，还可以采取注射的办法和各种各样的局部理疗方式，就是为了减少疼痛和缓解症状，消除无菌性炎症。中医治疗骨疣有其独特的一些思路，它将疼痛症状分为两种：一种是寒痛；一种是热痛。所谓寒痛是一种寒凉性的疼痛，热痛是一种热性的疼痛。北方可能寒多一些，海边可能就是湿气多一些，南方热的地方可能就是热风邪多一些，这些都有不同的表现。中医根据这些表现来辨证和处理，采用内服和外敷相结合的方式来治疗骨疣症状。治疗不同部位的骨疣症状，中药的一些外用药效果是非常好的，比如各种中药的汤药、散剂、外贴的膏药等。但是用外用药的时候要辨证地用，比如有的中药是热性的，而病人的病症正好也是热性的，用热性的药来治疗热性的病痛，结果只能是越治疗越厉害。因此，选择外用药时一定要谨慎。

骨疣的治疗重点还要讲一讲膝关节的治疗。很多老年人常年受到膝关节骨疣疼痛症状的困扰，有的患者关节里面甚至有积液，关节肿胀，需要抽关节液，深受病痛的折磨。在这里，我介绍一种治疗膝关节周围软组织损伤疼痛或者关节内积液的好办法，就是中药离子导入。中药离子导入是将中药和现代物理治疗学的理论结合起来，把中药进行辨证分型以后，组成不同的中药汤药，浸泡在纱块或者海绵上，然后敷贴，放两个电极片，通上电，通过电流的刺激作用，让中药里有效的离子成分能够导入到皮下和关节内，从而达到治疗固有症状的疗效。

在这里还要着重强调一下，骨刺发生在身体各个部位，因此最好采用一个综合的保守治疗方法，不要过分依赖于单一的方法，最好是几种保守治疗方法同时配合使用。比方说在临床上，有的老年人膝关节面磨损严重、关节内骨疣比较大，可能会堵塞在关节的腔隙里面，卡压在重要的神经和血管的位置上或者卡压到软骨上，那么这就属于很严重的情况了，这时就不能单纯依靠口服或者外用药的方法了，需要手术。

关于骨疣，有一个问题是很多老年人都特别关心的，就是长了骨刺以后还能不能运动，尤其是膝关节部位长了骨疣的老年患者，是应该多运动还是应该减少运动量？一般来说，膝关节长骨刺不能长时间行走，更不能毫无根据地去"磨"骨刺，不过这并不是说就不运动了，运动还是要做的。但是关节部位已经长骨疣的患者要根据长骨疣的部位作运动方面的调整。如果不是很胖可以适当多走走，如果很胖的话，体重对于长有骨疣的膝关节来说显然是一个难以承受的负担，因此我建议这样的骨疣患者多做一做不需要膝关节负重的锻炼，比如自己使劲绷腿做四头肌力量的训练，再比如骑自行车，因为骑自行车的时候，身体的重量只有一小部分需要膝关节去承担，膝关节不是主要的承重部位，通过这种运动既能达到锻炼下肢肌肉和减肥的目的，同时也可以保护膝关节。

其实，再好的治疗方法都不如防患于未然。预防疾病的发生是最有效的方法。因此，建议大家平时多注意自己的生活习惯，适度进行身体锻炼，推迟骨疣发生的时间或者避免骨疣症状的发生。

小贴士：要避免骨刺带给大家的困扰，有三点需要注意：第一，注意补充营养，增强骨密度；第二，加强科学锻炼，不要久坐；第三，多活动多运动，这是最有效的方法，争取做到防患于未然，且要对症治疗。

眩晕，不可轻视的求救信号

我们身边经常会发生这样的状况：一个人坐着的时候好好的，可一站起来就不行了，会出现眩晕的症状，眼前一阵天旋地转。出现晕的状况，有的时候可能是因为饿了，就是营养没跟上。如果是这种情况，可以在衣服兜里放块儿糖，感到晕的时候吃块儿糖，一般就好了。这么一说，大家可能觉得眩晕不是什么特别严重的病，无需太过于担心。其实不然，眩晕有的时候会造成非常严重的后果，所以大家千万不可掉以轻心。北京安贞医院耳鼻喉科主任李希平老师将为您详细讲解什么样的眩晕需要我们特别注意。

很多人认为眩晕和头晕是一回事儿，其实不然。头晕，过了饭点还没吃饭，饿了就会感到头晕，这种情况只要赶紧填饱肚子，及时补充营养，一般就没什么大问题了。而眩晕就不是这么简单就能解决的了。眩晕的感觉是天旋地转，眼冒金星，就是人本身是静止的，并没有动，却觉得天花板和周围的物体在转动，甚至觉得自己的身体也在转，整个方位都颠倒了，这种情况就叫眩晕。那么眩晕是一种病吗？不是的，它只是一种症状。既然只是一种症状，那它又是由什么病引起的呢？下面就看看哪些疾病可能会引起眩晕。

眩晕又分两大类，其中一类叫做中枢性眩晕，成因是大脑或心血管出了问题，影响到中枢，从而出现眩晕症状，这叫做中枢性的眩晕。不过下面重点要介绍的不是中枢性眩晕，而是周围性眩晕。周围性眩晕不是中枢的原因造成的，而是由耳部疾病造成的。据统计，70%左右的眩晕都属于周围性眩晕。也就是说，如果一个人发生眩晕的状况，首先要去的是耳鼻喉科，检查一下是不是耳朵出了问题。那么，耳部的什么疾病会引起眩晕呢？第一种疾病叫做美尼尔氏病，它是因为耳朵里面发生了迷路水肿而引起的。通俗地讲，我们每个人的耳朵里面有一些地方是有水的，如果水多了就会造成结构的水肿和膨胀，患者就会感觉到眩晕、发胀。这种病一旦发作，一般都要持续几个小时。病人不敢睁眼睛，而且还伴有呕吐症状，耳鸣得很厉害，头部发胀。这些都是美尼尔氏病的症状，需要尽快到耳鼻喉科进行确诊。

还有一种眩晕也是比较常见的，大概有15%左右的眩晕属于这类眩晕，即位置性眩晕。位置性眩晕的典型症状是：一个人躺在床上，一转头或者一侧身，马上就出现天旋地转的感觉；或者说一低头，也会有天旋地转的感觉，这就是位置性眩晕的变现症状，其全称是良性阵发性位置性眩晕。这类眩晕是由于耳朵里面一个叫半规管的结构出现问题而造成的。这是比较容易诊断的，只要到耳鼻喉科就诊，一般医生都能诊断出来，不算是疑难杂症。

所以不管是什么原因造成的眩晕，第一个要查的就是耳鼻喉科，如果耳鼻喉科没检查出什么问题来，再去看其他的科室是比较正确的做法。有一些疾病，表面看起来可能跟耳鼻喉科没有什么关系，如眩晕、面瘫、耳鸣等，但是我们最好到耳鼻喉科看一下医生，因为看似没有任何联系的事物往往就是问题的关键所在。

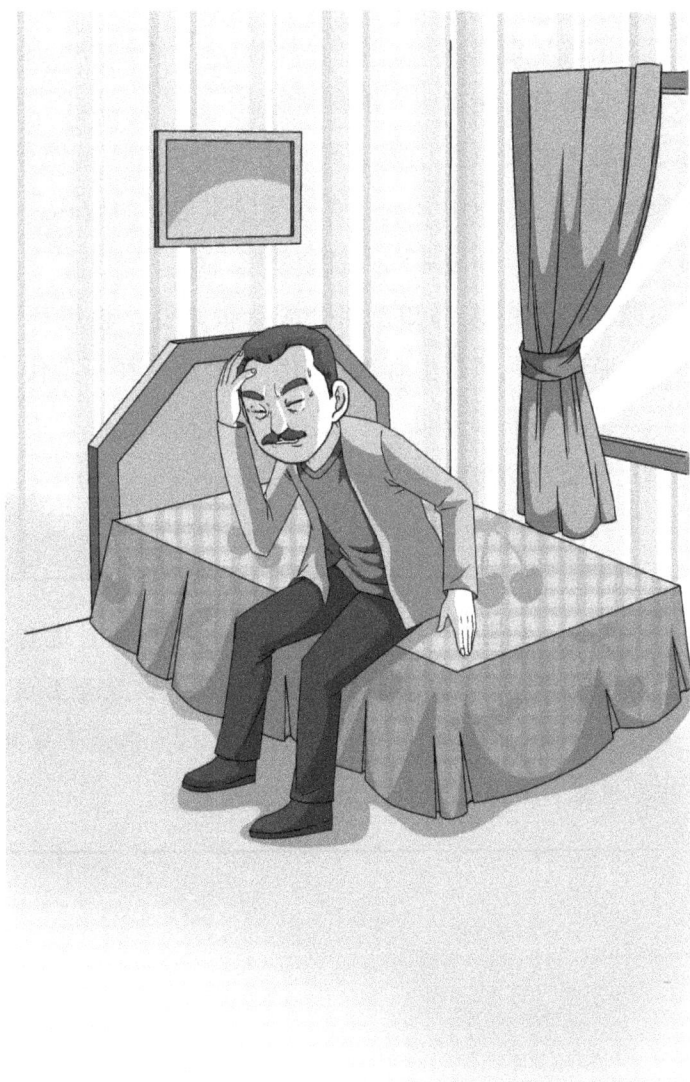

一般来说，中枢性眩晕和周围性眩晕持续的时间不会太长。如果有的病人眩晕的症状持续一整天甚至更长的时间，就有可能是前庭神经炎发作了。前庭神经是负责平衡传导的，这个神经一旦发炎，病人就会感到天旋地转。前庭神经炎引发的眩晕持续时间长，且相较于中枢性眩晕和周围性眩晕更严重些，症状厉害的病人甚至一个星期都不敢动。由于前庭神经位于耳部，因此前庭神经炎引发的眩晕也是耳部疾病引起的，属于耳朵的问题。病毒感染或者感冒都有可能会引发前庭神经炎。

除了前庭神经炎可能引发眩晕，中耳炎也会引起眩晕症状。因为如果长期不治疗，中耳炎会直接导致半规管的破坏，半规管是负责平衡的，一旦被破坏病人就会感觉眩晕。

有过眩晕经历的人都知道那个滋味很难受，想想都觉得恐怖。其实，眩晕，尤其是由耳部疾病引发的眩晕并不是什么疑难杂症，只要去耳鼻喉科去看一下医生，检查检查，确诊以后说不准医生的几个简单动作就能治好了。

小贴士：发生眩晕症状，首先要去耳鼻喉科进行确诊。要想预防由耳部疾病引发的眩晕，第一，饮食上要多吃清淡的食物，不要吃太咸的东西。第二，要注意休息，生活要规律。第三，可以服用一些抗晕药物。

急性腰扭伤的应对方法

搬重物或者提着东西爬上爬下的时候特别容易把腰扭伤，我们把这样的伤害叫做急性腰扭伤。在日常生活当中我们经常会遇到这样一些状况，不过很多人觉得扭伤了无所谓，歇两天自己就好了。其实，这样的认识和态度是不对的，因为急性腰扭伤如果不进行及时的治疗和按摩，就会很容易转化为腰肌劳损这样的慢性病。北京中医药大学东方医院推拿理疗科主任付国兵教授将为您讲解如何正确地认识和应对急性腰扭伤。

正确认识和应对急性腰扭伤，首先要弄清楚什么样的情况可以判断为急性腰扭伤。这个判断标准很简单，最重要的一点是必须有明确的扭伤史，比如搬东西一不小心扭到腰，不能动了，且局部疼痛，基本上就能诊断是急性腰扭伤了。

腰扭伤有轻有重。有的扭了一下可能自己活动活动就没事了，但有的扭得比较厉害，一点儿都不能动了，得在家休息或者住院，甚至再严重一些有可能就造成椎间盘突出了。虽说急性腰扭伤只是扭伤，但我们也不能掉以轻心，因为它可能会引发一些慢性病。因此，在急性腰扭伤第一时间我们需要采取一定的措施，避免因处理不当引发慢性病的发生。

第一个措施是休息，躺下，卧硬板床。现在家里可能都没有硬板床了，睡硬的沙发床也行。千万不要躺在软绵绵的床或者沙发上，因为它会把病人本身已经拉伤的腰肌伤得更厉害，要躺就要躺在比较平硬的地方，且要躺正。第二个措施是按摩。如果感觉疼得不是太厉害，可以轻轻地、慢慢地揉一揉。如果疼得厉害，就不要去按揉扭伤部位了，而是要点病人腿部的委中穴。委中穴非常好找，人们蜷腿时有一道线，叫做腘横纹。腘横纹中间这就是委中穴。治疗急性腰扭伤就可以点病人的这个穴位。关于点按的力度，要让病人感到非常疼，疼得病人的腰部会不由自主地活动，这样的效果是最好的。第三个措施是使用外用药物。如果家里有止疼膏等药膏，可以给病人糊上，减缓其疼痛症状。关于躺的姿势，可以侧卧、仰卧或者俯卧，找自己喜欢和感觉舒服的姿势就行。

腰部是我们身体比较容易扭伤的一个部位，因为它要负担上身全部的重量。有时候我们还要搬东西或者扛东西，这些重量都压在我们的腰部，所以一不小心腰部就容易出现损伤。它就好像一座桥梁，是人体的枢纽。这个"枢纽"出现问题后如果得不到及时的治疗，往往会恢复得不好并转化为慢性的腰肌劳损。很多时候，人们容易将慢性腰肌劳损认为是腰椎间盘突出症。以我的一位病人为例。曾经有一位年龄较大的病人来找我，光拍的片子就有很厚一沓，病人说自己患了腰椎间盘突出症。我就一张一张慢慢地翻看，从拍的片子来看病人确实是椎间盘突出，但问病人

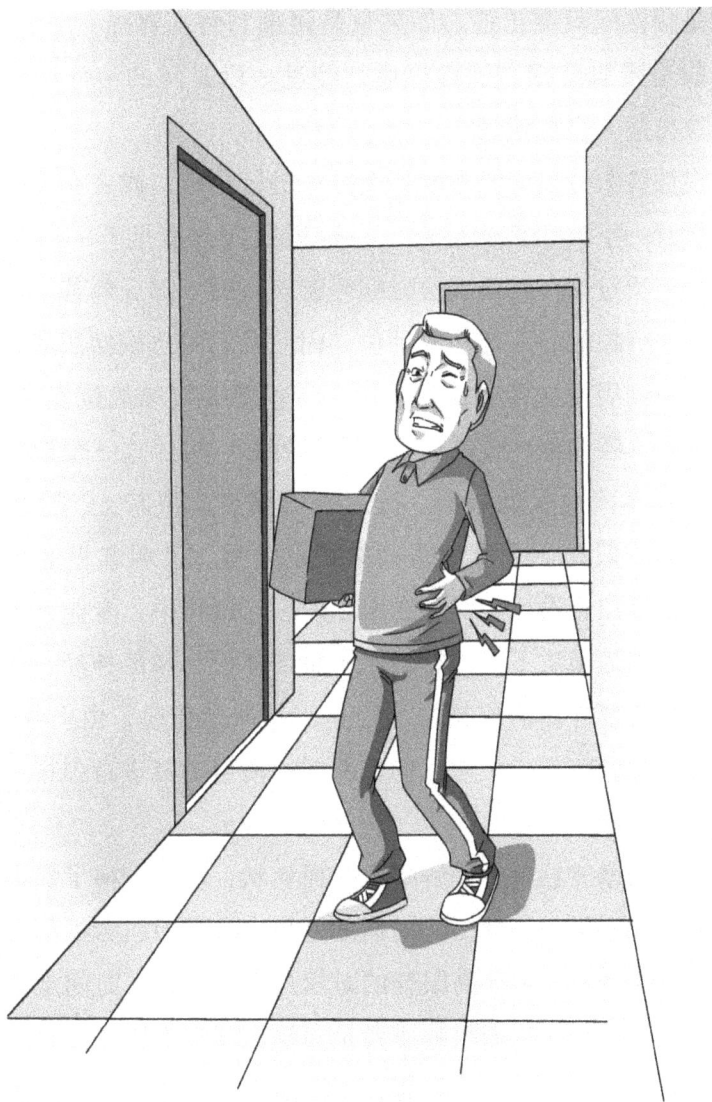

有什么症状的时候，病人只说是腰部和臀部疼痛，腿部没有明显的不适症状。因此经过诊断，我认为这位病人不是腰椎间盘突出症，而是腰肌劳损。这二者之间的区别在于，如果病患感觉从大腿到小腿的外侧，然后一直往上到腰部和臀部这一条线都疼，就可能是腰椎间盘突出症。如果只是腰部和臀部疼痛，腿部不疼，就可能是腰肌劳损。确诊以后，经过一段时间的治疗和强迫锻炼，这位病人很快就好了。

慢性腰肌劳损应该采取什么方法进行治疗？或者有什么方法可以缓解一下腰肌劳损症状？在这里我向大家推荐一些按摩手法，希望通过这些按摩手法能够缓解病人的一部分痛苦。一般来讲，腰肌劳损的病人都是俯卧位，因此我们用掌按揉法就行。然后就要找到需要按揉的位置。腰肌劳损需要按摩的位置有三个：腰三横突，腰四五、腰骶处以及臀部外侧。按揉这三个地方就能达到缓解疼痛症状的目的。按揉腰三横突，腰四五、腰骶的时候，我们一般是用手掌的掌面掌根的位置，又叫掌根的小鱼际侧，对以上位置进行按揉。在实际的临床操作中，专业人士一般用滚法，因为滚法不累。它的作用是帮你松动腰部神经，活血化瘀。关于臀部外侧的按揉法，则是用双拇指相叠，由上往下推，当手部感觉到有一个条棱状的东西时，慢慢对其进行弹拨，使其肌肉逐渐放松。

通过按摩能够有效缓解腰肌劳损症状，但是，得了病再去治病终归不如未得病前就预防病痛的发生。导致腰肌劳损的因素主要有以下几个：一是穿高跟鞋的时间过长，二是长时间坐着或者长期站立不运动。比如教师或者是白领，其实不管是站着还是坐着，只要长时间保持一个姿势，不运动、不锻炼都容易发生腰肌劳损。因此，要预防腰肌劳损，就应该做到以下两个方面。第一是要经常锻炼。在这里我推荐大家做两个动作。第一个动作适合于白领，做的时候腰后仰，颈椎也使劲往后仰，手尽可能往后一点，放在凳子上，支撑住，坚持一会儿，然后起身。接着弯腰，腿伸直，用手去够脚尖。这个动作一般要重复五到十次，目的是帮助腰部的神经得到拉伸和放松，并且帮助脊柱部位活动，使肌肉得到牵拉，帮助肌肉活动，使肌肉、关节和脊柱都得到锻炼。

第二个动作要站起来做，将手举高，尽可能地往上拔腰，然后慢慢地摇晃和转动。腰部转动的幅度不要太大，感觉到腰部有点酸的程度就可以了。这个动作是对腰肌的一个锻炼和抻展。这两个动作能帮助我们舒展腰部的肌肉和神经，不仅能够治疗腰肌劳损，还有预防的作用。

腰肌劳损不是什么致命的大病，但它会影响我们正常的生活和工作。因此，在平时的工作和生活中就应该多注意，不久坐，不长时间站立，不拿过重的东西，注意保暖，以避免发生急性腰扭伤和腰肌劳损。

> 小贴士：不拿过重的东西，不久坐，不长时间站立，多运动，多锻炼，注意保暖，是预防急性腰扭伤和腰肌劳损的有效措施。一旦发生腰肌劳损，就要按揉腰三横突，腰四五、腰骶处以及臀部外侧，通过这三个部位的按摩，就能够有效缓解腰肌劳损症状。

头痛的原因和缓解方法

头痛一旦成习惯，就会常常骚扰你，而且不知道是什么原因造成的头痛。比如说我们有时候整个脑壳疼，有的时候是偏头痛，有的时候是头昏昏的，前额疼，有的时候眼眶疼，有的时候是连着颈部都疼，北京中医药大学东方医院推拿理疗科主任付国兵教授聊头痛。

头痛是一种常见病、多发病，并且原因非常多，有上百种原因都可以引起头痛：着凉了，血压高，鼻窦炎，眼睛有毛病，牙齿有问题，三叉神经痛等都可能会引发头痛。下面要详细讲解的是一种比较普遍的头痛，即颈性头痛，准确的名称叫做颈源性头痛，是由于颈椎出现问题而引发的头痛。所谓颈源性头痛是头痛当中非常特别的一种，因为它不仅仅是整个头部疼痛，而是连带着颈椎，甚至颈椎下面都是痛的，且往往会引起呕吐，非常痛苦。

那么什么是颈源性头痛？很简单，就是因为颈椎的改变或者说颈部肌肉的软组织损伤等问题而导致的头痛。那又如何判断头痛到底是不是由颈椎问题引起的呢？这里有一个自测的方法，就是先看痛感是不是从颈部，特别是从上颈部开始，逐渐地往上走，一直到枕部和前额，一路延伸上来。再看痛感是否是单侧，即偏头痛，大部分颈源性头痛都是单侧疼痛，当然症状厉害的也有两边一块儿疼的，但这种情况比较少。如果说痛感是像上面说的那样，就证明很可能是颈性头痛。

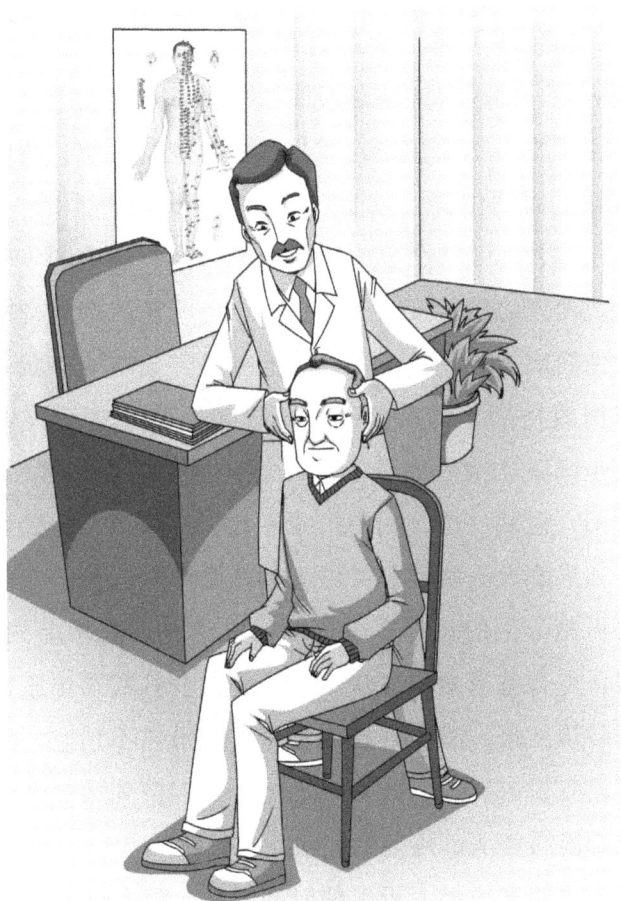

另外一个自测方法就是根据疼痛的性质去判断。一般来说，血管性头痛是跳着疼，而颈源性头疼是压迫感的疼痛，就好像被什么箍着，戴头套的感觉。通过以上这两个方法就可以自测一下自己是不是颈性疼痛。颈性疼痛还伴随一些症状，如头晕、恶心、呕吐。但是由头痛引起的呕吐要注意是怎么个吐法。如果头痛引起的呕吐是喷射样的呕吐，一般来讲是颅内高压造成的，这样的病人很危险，要立刻送医院；如果仅仅只是恶心，偶尔吐一点，这样的一般没问题。

　　那么，当颈性头痛发生的时候，有什么方法可以缓解一下吗？比较好的一种缓解方法是按摩。颈椎一般有七节，大部分的颈性头疼主要发生在上颈段，就是颈椎靠上的部位，所以治疗时也主要是治上面的位置。风池穴是大家都比较熟悉的一个穴位，很好找，在颅骨和颈椎交界的地方有个凹陷，这个凹陷就是风池穴。找到风池穴之后，按摩的手法应该是顺着肌肉纹理的方向进行按摩，使肌肉得到放松，不再压迫神经，头疼的症状就会明显缓解。肌肉放松后，再沿肩部一条线捋下来。然后再做头的上部，主要是刺激耳朵后面和上部，轻轻地用手抓一抓、揉一揉，然后把太阳穴也揉一揉，用中指或者食指都可以，轻轻地揉一揉就可以。如果病人头疼得非常厉害，就要选取远端的穴位进行按摩，不要再刺激他的头部了。远端的穴位可以是手上的合谷穴，也叫虎口。点合谷有两种方法。一是要把合谷穴顶出来，就是从内侧把合谷顶出来，感觉到酸疼为止。如果你不顶它，感觉不到酸疼，就没有效果。第二种点法是把合谷穴挤到第二掌骨上。这两种点法都能缓解头部疼痛的症状。

　　对于上班族来说，上班坐的时间长了，就会感觉不舒服，这时可以自己揉一揉颈部，每次揉三五分钟就行了，很简单。再有就是点按玉枕穴。在我们头部后边有一个部位叫枕后粗隆，这个部位稍微有点儿鼓起，找着这个部位以后再往两边一点三寸的地方找，就会找到玉枕穴。一般来说，按揉该穴位一两分钟即可，但如果头痛比较厉害，可以使劲多揉一会儿。还有就是揉一揉耳朵后面，以及按揉太阳穴和眼部，对于缓解疲劳和疼痛症状都有很好的效果。

和几乎所有疾病一样，颈源性头疼是可以预防的。那么，在平时的生活当中要注意哪些事情以预防颈性头痛的发生呢？一是注意坐姿。我们在坐着的时候要尽可能把胸挺起来，腰部要直，肩要向后打开。二是椅子跟桌子的高低要调整好，根据个人的身高进行调整，且注意劳逸结合，工作一段时间就要休息一下。三是多做一些可以帮助人们活动颈部肌肉的运动。比如游泳，不仅能锻炼颈椎、腰椎，全身都能得到很好的锻炼，是非常好的一项运动。还有瑜伽，练习瑜伽能够锻炼到深层次的肌肉和韧带，因此也是非常好的一项运动。不过练习瑜伽有一个要求，就是要量力而行，尤其是中老年人。因为随着年龄的增长，人们身体的柔韧性和协调性都有一定程度的下降，因此对自己的要求不能太高，适当练习，每次练得有点酸痛就可以了。如果一定要挑战自己的极限，不仅起不到锻炼的效果，反而会对自己的身体造成伤害。

如果得了颈源性头疼，经过治疗有所恢复，就要注意以下几点，以确保该病不复发或少复发：一是不要保持一个姿势时间太长，尤其是不要低头时间太长；二是不管是冬天还是夏天都要注意保温，尤其是夏天，要少吹空调。可以备一件衣服或者一条丝巾，批一批，挡挡风。

小贴士：缓解颈源性头疼的几个方法：按压玉枕穴；抓揉耳后和耳上部位；按揉眼眶和太阳穴。几个动作虽然只需要不到五分钟的时间，但却可以帮助缓解头痛问题。如果没有头疼症状，经常这样做也会有很好的预防作用。防患于未然，才是最好的治疗方法。

肩周炎，三分治七分炼

人一到了中年，身体的各个部位都有点力不从心，特别是五十岁之后。长期伏案工作，肩颈部的肌肉韧带长期处在紧张的状态之下，就很容易患上肩周炎。北京中医药大学东方医院推拿理疗科主任付国兵教授讲解如何预防和缓解肩周炎症状。

肩周炎是一种常见病和多发病，学名叫肩关节周围炎。人一过五十岁，身体的各项机能开始退化。因此，肩周炎就找上门儿来了。那么，什么是肩周炎呢？所谓肩关节周围炎，实际上就是肩关节周围的组织发生炎症了，导致关节功能受限，动不了，整个人就像被定住了。因此，肩周炎还有几个名字，形容它的症状非常贴切——冻结肩、肩凝症、漏肩风。

冻结肩，顾名思义，就是指肩膀好像被冻住了。肩凝症意指肩膀好像凝固了。漏肩风这个名字比较难理解，什么叫漏肩风呢？就是指老觉着肩膀这里特别冷，许多病人大夏天都套上一个棉套袖，不然他就老觉着肩膀处会进风。这些名字所反映出来的问题都是肩周炎的症状。

肩周炎有一个发展的过程，从轻到重。很多患者都是两三个月以后才去就医，刚开始疼的时候不太在意，到后来慢慢严重了，不能动了，不活动都疼，才想起来看医生。治疗的过程也很痛苦，因为医生要把他粘连的肌肉拉开，这个疼痛是很难忍受的，病人会叫得非常惨烈。不过，话说回来，肩周炎是一种自愈性疾病，不经过任何治疗自己也会好，但是这个过程会很漫长，有可能要两三年的时间。但通过治疗就好得快多了，所以肩周炎患者为减少痛苦还是要尽早就医。

那么，如何判断是否患了肩周炎呢？可以通过几个简单的动作来测试。一个是从侧面把手高举起来，看能不能举起来并且举直，这个判断动作叫外展高举。再一个动作，背一下手，两个手尽可能背得一样就行了，没有特别的高度要求，两个手能背得差不多，就说明肩没有问题。因为肩周炎往往是单侧性的，双侧同时得的人非常少，所以采取第二个办法来测还是比较准的。

治疗肩周炎，目前来讲按摩和锻炼的方法是较为有效的。三分治疗，七分锻炼。病人如果康复了，70%的疗效是他自己创造的，30%才是医生的功劳。按摩时，首先要找准病患的几个痛点，放松其痛点处的肌肉。肩周炎往往在肩前有明显的痛点——肱二头肌，即肩胛骨处的小凹槽。肩前肱二头肌腱短头和肱二肌腱的长头这些部位都容易发生粘连，出现问题。然后就是肩的外侧，冈上肌肌腱，也是一个常见的痛点。在按摩时，一般推荐使用滚法，从下往上滚，慢慢地做，滚一滚，肩前、肩外、肩后都要做到，它其实是一个大面积的肌肉按摩。如果不会滚，就用手拿一拿、揉一揉，只要达到放松肌肉的目的就可以了。这是

"滚"，还有一种方法叫"摇"，站在病人的后面，一个手扶住他的肩部，另一个手拿着他的上肢慢慢摇，摇的幅度慢慢扩大，顺时针摇完，逆时针摇，这个手法很简单，但很有效。"摇"完以后再给病人"提一提"，什么叫"提一提"？

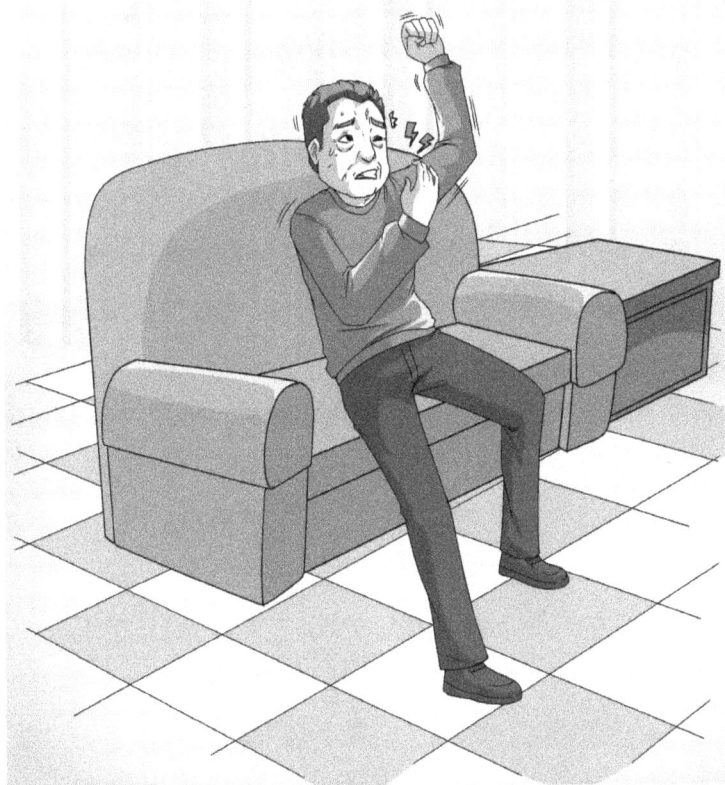

就是将病人的肩膀稍微向上牵拉一下，提高一点，"提"的时候要循序渐进，控制方向和力度。如果在"提"的过程中病人疼得实在受不了，就要控制一下提拉的方向和力度，不能强求。"提"完以后"抖一抖"，"抖"这个方法不仅可以治肩周炎，还可以帮助减肥，是非常不错的一个方法。"抖"的作用是让病人粘连在一起的肌肉逐渐松开，从而达到缓解症状的目的。最后，还有一个动作，即给病人"背手"，病人背不过去也要强迫他背，这是最难做的一个动作。一开始的时候动作幅度可以稍小一点，然后逐渐增大幅度，"背手"这个动作做起来病人会感觉很痛苦，但却是很有效的。

当然，上面这五个动作都要遵循适度的原则，慢慢增加幅度和难度，以帮助肩周炎患者尽早脱离病痛折磨，恢复健康。

其实，如果在患病之前就采取行动，预防疾病的发生是再好不过了。肩周炎要怎样预防呢？要预防肩周炎就要先弄清楚它的诱因。肩周炎的诱因一个是着凉，一个是劳损。劳损又分为长时间的损伤和急性损伤。诱因清晰了，就为预防肩周炎打下了很好的基础。做好肩部的保暖不需要多说，应对劳损做好四个动作就可以轻松预防肩周炎了。第一个动作是头上拍手，每天做五个就行，将双手举至头顶，说明肩部能抬起来，使之经常得到锻炼。第二个动作是扩胸，做这个动作的目的是把肩打开，一天做五个就行。第三个动作是云手，第四个动作叫拍肩搭背，一手拍肩，一手搭背，同样一天做五下。

上面介绍的几个动作可以称之为"预防操"，接下来介绍一套"治疗操"，专门用来让病人自己练习，治愈肩周炎。"治疗操"的第一个动作是"爬墙"，要求病人脚尖顶住墙根，手慢慢爬上去，这个动作主要是锻炼高举，一般每天早晚各爬十遍，就是从下往上爬，到达最高点，再慢慢下来算作一次。第二个动作叫"抱头"，双手抱住脖子，说是抱头，实际上是抱脖子，抱住脖子的双臂使劲外展，尽量往墙面贴，然后往后、往里内收双臂，最好使两个胳膊能碰着。这个动作也是早晚各做10次。第三个动作叫"摸对侧耳朵"，就是左手够右耳，右手够左耳。第四个动作叫拉手，对很多病人来说这可能是最痛苦的一个动作。用健侧（未患肩周炎的一侧）的手稍微拉一下患侧（患肩周炎的一侧）的手，强迫自己锻炼。练习这四个动作的时候，肩关节要感觉到疼痛才可以，如果不疼的话说明锻炼幅度太小，没有起到应有的作用。每天早晚各做10个，肩周炎患者就会逐渐康复。

小贴士：肩周炎"预防操"：头上拍手、扩胸、云手、拍肩搭背，四个动作每天各做五下；肩周炎"治疗操"：爬墙、抱脖子、够耳朵、拉手，四个动作每天早晚各做十次。

白内障的病因和预防

白内障是老年人比较容易得的一种眼部疾病，给不少患者带来很大的困扰。北京中日友好医院眼科主任医师刘静医生为您讲述白内障的预防和治疗。

眼睛的重要性不言而喻，它既精密又脆弱，因此一定要好好保护，防治眼部疾病，拥有一双健康的眼睛，才能更好地享受生活。人上了岁数，眼睛就容易出现各种各样的问题，白内障就是其中之一。

罹患白内障后，眼睛像蒙了一层纱，眼睛表面不是那种透亮的状态了，而且看起来白蒙蒙的，到晚期以后，晶体已经完全浑浊，通过瞳孔看到的那个结构就完全都白了。所以不能单纯以为看不清东西，老眼昏花就是患有白内障了。白内障又叫年龄相关性白内障，也叫老年性白内障，就是随着年龄的增加，发生白内障的几率就会增高。从理论上讲，人在 60~70 岁这个年龄段，大约 60%~80% 都会患上白内障。到 80 岁以上可能是百分之百都要患白内障，就像人长白头发似的，是一个自然衰老的过程。

在这里首先澄清两个概念：老花眼和白内障。很多人认为两者差别不大，其实不然。老花眼和白内障是两种不同的疾病。所谓老花眼，是指随着年龄的增加，晶体的调节力和睫状肌的调节力下降，主要表现是近处的东西看不清楚，因此要带老花镜。而白内障是看近处和远处的东西都不清楚。为什么呢？一般来说，正常的晶体和角膜以及玻璃体都是透明的，所以平行光线经过这个透明的屈光间质以后折射到网膜上，然后我们大脑才成像。而白内障患者，眼部的晶体发生浑浊，视觉通路受到影响，平行的光线经过浑浊的晶体以后，造成视力的下降。随着年龄的增长，我们罹患白内障的几率越来越大，可以说是每个人都会遇到的问题。但前面我们也提到了，这是一个自然衰老的过程，所以说患了白内障以后也不要太紧张、太害怕。明确地讲，如果患有白内障的时候晶体浑浊，同时伴有视力下降，那么医生通常都以0.8为基准线，视力在0.8以下的患者才诊断为白内障。白内障会体现出很大的个体差异。有些人可能随着年龄的增加，觉得视力没有什么太大的变化，也就是说，这类人眼睛衰老和病变的速度很缓慢；但有些人可能很快，用不了半年或者一年，就会感到视力有非常明显的下降，一旦出现这种情况，病人就要主动就医并做定期检查了。

关于白内障，可以根据不同的分类依据对其进行分类。最常见的是将其分为两大类，一类叫先天性白内障，另外一类叫做后天性白内障，而后天性白内障根据不同的病因，又分为外伤性的和并发性的，代谢性的和后发性的。还有一种分类是依据年龄来分，分为先天性、青年性、成年性和老年性，其中以老年性白内障最为多见。根据晶体浑浊的程度，它又可分为未熟、成熟和过

061

熟三类。

　　下面重点介绍一下先天性白内障和老年性白内障。根据浑浊的形态，先天性白内障可分成点状、冠状和板层状。这里特别要说明的是，如果刚出生的婴儿患有先天性白内障，不能像对待老年性白内障那样，而是要马上手术。因为视觉发育有一个过程，如果有白内障遮盖住婴儿的屈光间质，会影响婴儿眼部黄斑的发

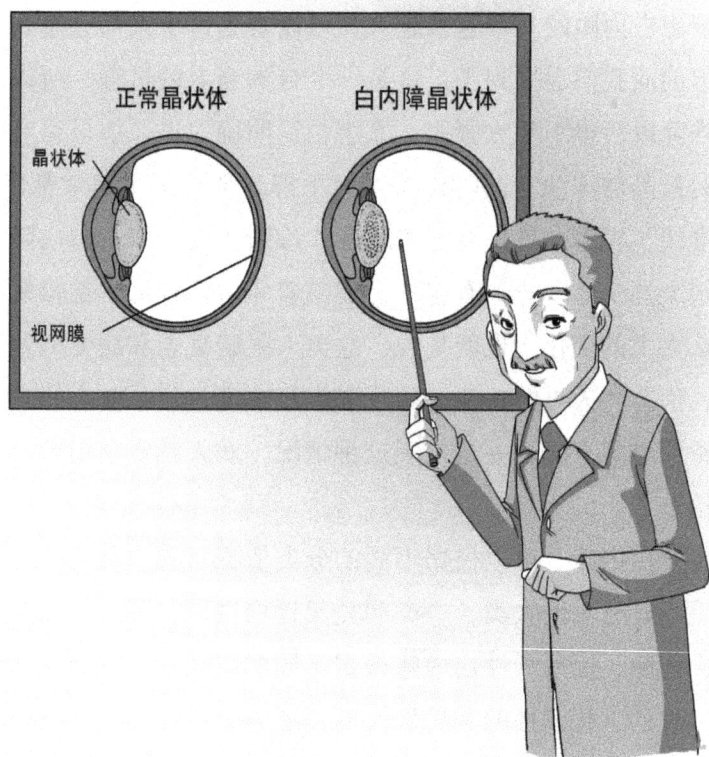

育，拖延不治疗会严重损害婴儿视力的发展，等孩子长大后再做白内障手术，就延误了最佳治疗时间，即便手术成功，视力也不会再提高了。母亲在怀孕的时候患上感冒或受到病毒感染，以及受到遗传影响。都可能导致孩子患上先天性白内障。好在这样的情况比较少，但是也要引起大家的注意。

　　关于老年性白内障，重点放在怎么克服心理上的恐惧和真正了解老年性白内障上。作为眼科疾病中最常见的一种疾病，老年性白内障的特征有以下几个：一是其常见性，二是它发生在老年，一般都是 50 岁以上，三是其病因复杂不易查，四是双眼发病。老年性白内障的症状就是无痛性的视力下降，老年人可以根据这点和它的四个特征来判断一下自己是不是患了白内障。关于其发病原因，可以总结为以下几点：第一是年龄，年龄的增加会导致患白内障的几率增加，这是最主要的一个原因；第二是遗传因素的影响；第三是紫外线照射，比如高原地区，像西藏这些地区，白内障的发病率是明显高于平原地区的。年龄因素和遗传因素我们都左右不了，但是紫外线却是可以避免的。当然不能不出门，只是建议大家在阳光比较强烈的环境中采取一定的保护措施，比如戴太阳镜，就是一种保护眼睛的方式。如果已经被诊断出患有白内障，但是程度比较轻微，不影响视力，又不想做手术，那可以多吃一些维生素 C 含量比较丰富的食物，多运动，锻炼身体，对预防或者是延缓老年性白内障的发展会起到一定的作用。

　　　小贴士：多吃维生素 C 含量丰富的食物！多多运动！锻炼身体！对预防或延缓老年性白内障的发展很有用处！

脚跟痛的原因和康复训练

有的人脚后跟不红也不肿，但却莫名其妙地疼，不能着地，走不了路，走几步就觉得疼，这是怎么回事？该如何医治呢？北京中医药大学东方医院推拿理疗科主任付国兵教授将为您揭秘。

脚后跟疼是一种常见病和多发病，多见于中老年人。目前在临床方面最常见的脚后跟痛一种是由跟骨骨刺引起的，还有一种是由于脂肪垫损伤引起的，即所谓的脚跟骨下滑囊炎引起的脚后跟疼。

两者有什么区别？我们不妨举例说明。有一个大姐六十多岁，她感觉最近总是脚后跟疼，于是到医院就医，照完片子，医生一看是长骨疣了，跟骨骨刺。她听说治跟痛踩石子效果不错，就开始踩石子。一开始疼得受不了，但是她很有毅力，坚持踩，经过一段时间的踩石子锻炼，她的跟痛真就好了，脚不怎么疼了。过了没多久，她妹妹也得了脚后跟疼的毛病，她就极力推荐她妹妹也去踩石子，结果越踩越疼，第二天早上老人家的妹妹疼得下不了床了，到医院就诊，一看没有长骨刺，而是跟下滑囊炎。两个人虽然都是脚后跟疼，但是病因不同，就不能用同一个方法去治疗。

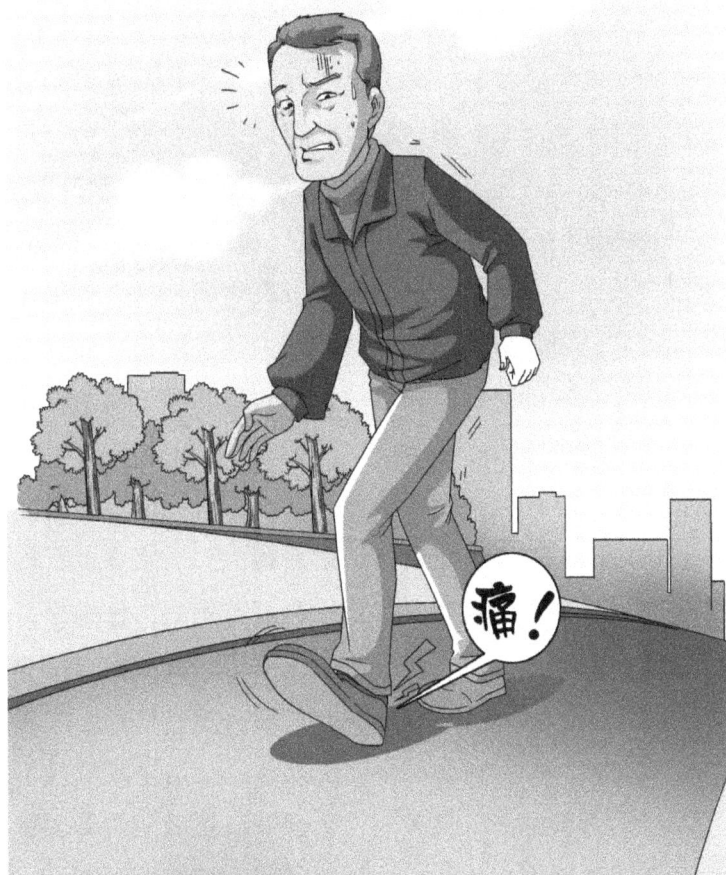

跟骨骨刺引起的脚后跟疼和跟下滑囊炎引起的脚后跟疼其实是可以加以区分的。一般说来，跟骨骨刺引起的疼痛是脚刚一着地的时候疼，走几步就没事了，但是如果走得远了，它会又开始疼。而跟下滑囊炎引起的疼痛则是持续性的。如果说二者之间有什么共同点，那就是它们两个都伴有炎症，一个是脂肪垫，就是滑囊有炎症，一个是跟骨骨刺引发的炎症。

随着年龄的增加，中老年人脚部的脂肪垫会变薄，跟骨的保护性随之变差。因此穿平底鞋有可能被小石子咯一下就会非常疼痛，所以中老年人最好穿坡跟鞋。另外，人到了一定的年龄基本都会长跟骨骨刺，但不是每个人都会表现出症状。据临床统计，大约只有5%的人会发生症状，剩余的那大部分人虽然长有跟骨骨刺，但只要不刺激它，不让它发生炎症，一般是不会有疼痛的症状的。所以建议中老年人穿稍微带点跟的鞋，保护好脚后跟，以免被硬物咯伤后引起周围组织的炎症，造成不必要的痛苦。

大部分长跟骨骨刺的人不会出现发炎疼痛症状，如果出现发炎和疼痛症状，可以按照以下方法治疗，其主要是对痛点进行刺激，因为跟骨骨刺的炎症是开放的，对它进行刺激后血液循环加快，血液白细胞中的吞噬细胞会更快发挥作用，消除炎症。第一个方法是按揉。首先，找到压痛点，对其进行按揉。如果能承受更重一点的刺激，还可以用拇指的第一指尖关节咯痛点，使劲按十下，刺激越强烈疗效越好。然后，在脚心处用力仔细摸，会摸到一条肌腱似的筋膜，顺着筋膜从后往前推，大概推20～30下，让筋膜松弛下来，以缓解疼痛症状。最后，擦一擦涌泉穴。涌泉穴是非常重要的穴位，在脚心中间的凹洼处，这个穴位找不太准也没关系，因为脚本来就没多大，不会偏离正确的位置太远。擦涌泉穴的时候可以用小鱼际，这样热得快，擦一百下即可。第二个方法是"踩瓶子"，也叫"滚瓶子"。脱鞋后，两脚放在瓶子上慢慢滚，滚5~10分钟左右，相当于做了一次足底按摩。第三个方法叫"翘脚尖"，脚掌用力，脚尖翘起来，坚持翘一会儿再放下，主要作用是抻筋膜，使其得到锻炼和放松。同时也锻炼了小腿部位的肌肉，使小腿线条变美。一般来说，"翘脚尖"这个动作做10~20次即可，牵拉筋膜的同时促进局部血液循环，缓解跟骨骨刺引起的疼痛。如果老人实在做不了上面的动作，还有一个更简单的动作——掰脚，将脚趾往脚腕的方向掰，也能够起到牵拉筋膜的作用，如果掰脚的过程中能顺便把筋膜搓一搓，推一推，效果就更好了。不过，推的时候要注意是从脚后跟往前脚掌推，不要来回推。

上面介绍的是跟骨骨刺引起的跟痛的治疗方法，下滑囊炎引起的跟痛就得用理疗治疗法了，然后再开点中药泡洗泡洗，消除局部炎症。滑囊炎里的炎症和跟骨骨刺引发的炎症是不一样的，不能刺激它，越刺激它里面的渗出越多，胀疼越厉害。因此一定不要自己乱治，要遵医嘱治疗。

最后要提醒一下年轻的女孩子，不要总是通过修脚和使用脚膜去除脚后跟的老皮，因为长期这样做会损害脚部健康。如果想保持脚部的娇嫩和健康，最好的方法还是锻炼和用中药泡脚。

跟痛不是小事，千万不要忽视。在辨明症状后要采取相应的治疗措施，以早日摆脱痛苦困扰，享受稳健人生。

小贴士：跟骨骨刺引起的跟痛可以采用以下方法治疗：按揉、滚瓶子、擦涌泉穴、翘脚尖、掰脚。下滑囊炎引起的跟痛可以采取理疗和中药泡脚的方法。

头晕的原因分析

　　头晕种类很多，有一百多种疾病都能引起头晕，比如高血压可以引发头晕，耳朵发生疾病，如美尼尔综合征，也会引发头晕。眩晕非常多见，颈性头晕是其中较为常见的一种，它是颈椎病的症状之一，给患者带来痛苦和困扰。那么，应该怎样治疗和预防颈性头晕呢？北京中医药大学东方医院推拿理疗科主任付国兵教授将为您解答。

　　在讲颈性头晕的相关内容之前，我先举一个病例：有一位阿姨，60多岁，她颈部疼痛不舒服，所以来看颈椎。她一进门的时候扶了一下门框，然后慢慢的，她的眼睛直直地看着我，飘忽忽地就进来了。我当时判断她肯定是头晕了。后来一问她，果然是头晕，看了很多科室，都没查出什么问题来，所以过来看颈椎。经过检查，这位阿姨的确患有颈椎病，我在给她治疗的过程中就感觉到她的上颈段特别紧张，经过一段时间的治疗，这位阿姨眩晕的症状有了明显好转。

上面这个例子就是很明显的颈性头晕。这个颈椎病为什么会引起颈性头晕？一般情况下，不管是骨刺还是小关节的错位，甚至肌肉的紧张痉挛压迫到人体的椎动脉，都可能造成脑部供血不足。脑部供血不足也非常复杂，可能是血管内的问题，也可能是血管外的问题。一般来说，颈性头晕一般可归于血管外的问题，血管受到外力压迫导致供血不足。另外一个造成颈性头晕的原因还有可能是局部压迫到交感神经，交感神经受刺激后影响到血管，引起血管的痉挛，从而导致供血不足。

那么颈性头晕跟其他头晕有什么区别？又如何判断头晕是不是颈椎引起的呢？第一，一般来说，颈性头晕会同时伴有颈肩部的疼痛、酸痛、胀，甚至手麻的症状。第二，如果处于某个体位时，头晕的症状有所加重，比如刚一躺下或者刚一起床感到头晕，静静地待一会儿后就不晕了，这样的情况往往与颈椎有关系。颈性头晕是自己感到晕，就像喝多了，但没有天旋地转的感觉，经过体位的改变其症状会随之改善和减轻。关于判断自己是否患了颈性头晕，有一个简单的方法，就是转脖子。转动的时候速度要稍微快一点，同时一定要转到位，转的过程中如果觉得头晕，颈椎很有可能存在问题，也就是说血管可能受到压迫，脖子的转动加强了对血管的刺激，血供应不上去了，从而感到头晕。

颈性头晕的症状可以通过一些按摩手法得到缓解。首先，找到颈性头晕患者肩颈部紧张痉挛的肌肉，这样的肌肉摸上去手感比较僵硬，比较好找。找到以后用非常轻的手法将它揉开。有的时候力度大了病人会忍受不了，所以要轻一点，以病人能够忍受为前提，让紧张痉挛的肌肉松弛下来。然后找到斜方肌，轻轻地拿一拿。这样的按摩一般做 10 ~ 15 分钟左右即可，如果能坚持的时间长一点当然更好，但是也不要超过半小时。

目前，因为劳动性质的改变，体力工作越来越少，脑力工作越来越多，颈椎病、腰椎病的发病率逐年提高，且呈现低龄化趋势。比如办公室的白领，长时间坐在电脑前，右手总用鼠标，整个上臂带动颈椎都是紧张的，颈椎相对来说就容易出现问题。但很多人对这类病并不重视，觉得头晕忍一会儿就好了，不需要小题大做。其实，这是认识上的一个误区。颈性头晕如果不及时治疗，很可能会造成严重的后果。不妨再举个例子，一位颈性头晕的患者，50多岁，退休后经常到同事家打麻将。有一回打完麻将往家走，过马路时扭头看看身后有没有车，结果一扭头，竟晕得厉害，一下就摔倒了。幸运的是颈性头晕有一个特点，就是摔倒以后人是有意识的，还能起来，而且他摔倒的时候后面没车，否则就太危险了。因此，颈性头晕患者一定不可大意，过马路的时候慢一点，慢慢地转头看，最好身子跟着头部一块儿转，看清楚路况后再过。另外，在过马路时突然听到有人喊你，不要突然扭头，等过了马路，到了人行道再看是谁喊你。除此之外，更重要的一点是要及时治疗，除了到正规医院做推拿理疗按摩之外，还可以在家中自己按摩推拿一下。

下面介绍三个简单有效的缓解颈性头晕的动作。第一个动作，用手指揉颈部的肌肉，要注意不能揉中间，因为中间是棘突，要揉两边的肌肉。如果是颈性头晕的患者，他的上颈段肌肉是很紧张的，一摸就疼，因此要慢慢揉，从上到下揉下来。重点在靠近脖根上边的部分，每一侧揉3~5分钟，目的是使肌肉得到放松，减轻对血管的压迫。如果用手去按摩觉得累的话，可以使用专门用于按摩的棒，由它来按会更方便，但是要注意按摩的频率不要太快，以免起到反面效果。

第二个动作是用拿法拿一拿肩部和颈部。时间控制在1~2分钟，使肩颈部的肌肉从上到下逐渐放松下来。

第三个动作，是把头顶点一点，叫"点巅顶"。头顶最上面有个穴叫百会穴，我们用拇指点揉一下，穴位受到刺激后会加大血液的供应，从而缓解眩晕症状。这个动作我们建议久坐工作者在上午工作一小时或者一个半小时后做一做，放松一下，下午也是如此，工作一两个小时后做一下该动作，一天两遍。该动作不仅能够缓解颈性头晕症状，还能预防其发生。

缓解颈性头晕症状，除了上面介绍的三个动作，还有一个方法，就是"写米字"。这个"米"字可不是用手写的，而是用头写的。用头写米字的时候要慢，每个动作要到位，不要晃，慢慢按照"米"字的笔画将其写完。有的人喜欢使劲转脖子，认为这样更能锻炼颈部，其实这是不对的，很容易对颈椎部位造成损伤。尤其是有的年轻人平时特别喜欢扭脖子，而且喜欢听脖子扭动时"咯噔咯噔"的声响，这个癖好也要改。因为这样极易导致关节功能的紊乱和关节损伤，促使骨刺过早生长。

当然，要缓解和预防颈性头晕，还要从生活中小的细节做起。不要在地铁上玩手机、玩电脑、玩游戏，午睡时不要趴着睡，一个姿势持续时间不要超过一个小时，保护脖子不要着凉等等，所有这些小的细节和习惯对颈椎的养护都是非常重要的。

小贴士：缓解和预防头晕症状的方法很多，比如按摩法，用头写"米"字等，更重要的是养成良好的习惯，经常活动肩部和颈部，保护其不要着凉。

中老年便秘不可小视

说到便秘，实在是一个非常普遍的问题，因此很多人觉得便秘只是一个小问题，忍忍就算了，没必要小题大做。其实不然。因为便秘时间长了，对身体会有非常大的危害，尤其是对于老年人来说，严重的甚至还会危及生命。那么平常怎么做才能帮助我们清理肠胃，更顺畅地排便呢？著名营养师王旭峰老师将为您支招儿。

说到这个让人烦恼的话题，就要先从什么是便秘说起。首先，对于正常人来说最好每天排便一次，两次也可以。如果排便时间超过两天，或者排便的时候特别吃力、特别困难，都属于便秘。比如有的人虽然每天都排便，但是排便时很困难，这种情况也属于便秘。只要符合以下两条中的任何一条，就属于便秘：一个是排便的时间间隔比较长，两天以上；另外一个就是排便时困难。

其实每个人在一生当中或多或少都有过便秘的感受，大家可能觉得这不算什么大病，但有时候，它却会造成非常严重的后果，因此千万不要掉以轻心。举例来说，老年人上洗手间的时候如果便秘，肯定会特别使劲，以把排泄物解出来。那么在使劲的时候，大脑就会充血，从而增加脑卒中或者中风的发病几率。如果便秘的是年轻的女士，则可能导致脸上长痘或者长斑。此外，便秘还有一个恶果，就是如果便秘时间比较长的话，会大大增加便秘患者罹患结肠癌的概率。因为排泄物在大肠里面储存，其中有很多有害物质。比如我们吃的食物在胃肠道里经过分解之后会产生一种叫做吲哚类的物质，这种物质是有毒的。如果排便情况比较好，这种物质在产生之后 24 小时之内就排出去了。但是对于便秘的人，这种有毒的物质可能 48 个小时、72 个小时甚至更长的时间都停留在大肠里面，它在大肠中停留的时间越长，被再吸收的概率就越大。这种毒素被大肠吸收之后会被运送到肝脏去解毒，平白无故增加了身体的负担。这还只是有毒物质中的一种，在大肠里面还有一些致癌物，比如亚硝胺，它是亚硝盐酸和胺类物质合成的，如果便秘的话，它在我们大肠里面停留的时间就长，被吸收的概率也就越大，那么得癌症的概率也就比别人高了。如果说便秘的后果只是长痘或者长斑，倒不那么可怕，但如果还能导致脑卒中和癌症等疾病，我们就不得不引起注意了。

到底有哪些因素可能会导致便秘呢？一般来说，导致便秘的危险因素有以下几种：第一就是饮食因素；第二是生活起居是否规律，是否每天都按点作息；第三，是不是经常运动。比如甲、乙两个人，一个人爱运动，另外一个人不太爱运动，每天就喜欢静坐或躺着。可能他们的饮食习惯以及其他生活习惯是一样的，但是不爱运动的人发生便秘的概率就比爱运动的人要大得多。当然，在这些因素中，最重要的还是饮食因素。如果你的日常饮食中高脂肪、高热量的食物或者高蛋白食物摄入比较多，就容易便秘。

这么说来，便秘在很大程度上是吃出来的一种病。那有人就想了，我不吃或者少吃是不是就不便秘了呢？比如现在不少女孩子为了保持身材吃得都很少。当然，容易导致便秘的食物摄取得就更少了，这样应该没问题了吧？其实不然。因为一个人如果摄入的食物少，经过消化之后在大肠里面存留的食物残渣就少。人体是否排便跟排泄物的重量也是有密切关系的，如果排泄物没达到一定的分量，也是排不出来的。

除此之外，还有一个因素会导致便秘，就是陌生的环境和陌生的洗手间设施。其实很多人心里都有这样一种依赖性，就是喜欢在一个熟悉的环境里上洗手间。有些人换了地方之后会觉得不习惯，有些人会觉得不卫生，所以宁愿憋着。

最后，我再给老年人一些建议，就是为预防便秘有什么需要注意的问题。第一，从饮食方面来说应该清淡一些，少食用高脂肪、高蛋白的动物性食品，多吃一些水果、蔬菜、杂豆、粗粮，这些食物里面都含有丰富的膳食纤维，可以帮助胃肠道蠕动，让排泄物吸水、附水、持水，排泄物如果含水量高的话，会更容易被身体排出体外。含膳食纤维丰富的食物有韭菜、芹菜、苹果等。此外，膳食纤维还有一个好处，就是它在我们的肠道当中是不被消化和吸收的，可以减缓人体对胆固醇、脂肪以及其他有害物质的吸收速度。第二就是补水，这点很重要。中国营养学会推荐我们每个人每天至少补水的量应该是在 1200 毫升，这是一个最低量。如果身体缺水，排泄物就干燥，就难以排出去。第三是顺其自然。就是在排便的时候，如果真的感觉很费劲，就不要非要把它解出来，别拼命，越自然越好。第四是多运动。对于缺乏运动的上班族或者学生，可以通过做一些小的动作，不用离开办公椅或者办公室，就能使我们的肠道更健康。对于女士来说，可以练练瑜珈动作，或者摇呼啦圈，都是促进腰腹运动不错的锻炼方法。再有一个简单的动作就是蹲起。比如在单位工作累了，做几个伸蹲或者蛙跳，既锻炼了腰腹力量，又促进了肠胃健康。蹲起的次数要根据自己的情况来定，以能承受为标准。这个动作更适合年轻人做，老年人则可以通过按摩方法来锻炼胃肠道。按摩的时候，把手放在腰腹部，顺时针绕30圈，只要有时间就可以揉一揉。如果身边有薄荷精油，不妨也用上，因为它有促进胃肠道蠕动、加速胃酸分泌和提高消化能力的功效。此外，走路也是一个不错的方法。但走的时候一定要注意保持腰胯的扭动，以促进胃肠道的蠕动。最好是能走猫步，动作幅度大一些，腰胯扭起来，这种走法比普通的挺直腰板走效果要好得多。

小贴士：预防便秘要注意以下三点：一要注意清淡饮食，多吃膳食纤维丰富的食物；二要及时补充身体水分；三要经常运动。

脾胃病的调息导引法

中医当中有一种非常神秘的导引术，它鲜为人知却疗效甚佳。其中都包含了哪些养生道理，它又是如何发挥功效，治疗疾病的呢？中华中医药学会著名中医专家罗宗美老师凭借自己多年的经验，为读者讲一讲神奇导引术如何祛除脾胃病。

说到导引术，人们一般会想到引导，所以这个导引是不是也真的有其意在其中呢？导引术到底是一种什么技术？它的神秘之处又在哪里呢？其实，导引术起源非常早，《黄帝内经》就有记载。

现在社会上我们能看到的一些养生功法大概可分为三类：一类是纯的静功，比如佛教的打坐、坐禅；还有一种是动静相结合的，最常见到的比如太极拳，动作与呼吸相配合，还有一个就是导引术；第三类是纯的外家拳，只练外，不练内。

导引术和太极拳都是内外兼修，外练形，内练气。导引就是用气带动我们肢体的一种运动方式。它的动作不会太剧烈，也不追求剧烈运动，因为如果运动太过剧烈，人体的气血就会为了满足四肢的需求而相对压缩对内在脏腑的供给，所以导引术的动作都很舒缓，很慢，人体在运动但却不需要太多的能量，运动的同时配合呼吸，让人体的能量在我们的身体中均匀分布。导主要导的是呼吸，也就是气息。呼吸每个人都会，但导引术的呼吸方法和平时的呼吸是不同的，它比平时的呼吸要慢而深，所谓气沉丹田，要把气沉下来，因为人体的横膈膜会把人体分成胸腔和腹腔两个部分，腹式呼吸的时候横膈膜就会下降，胸腔就会打得比较开，而且空间比较大，形成负压，从而使我们吸入更多的氧气。同时，因为胸腔形成负压以后心脏打开的也比较完全，压力减小，每次回到心脏的血液就会增加，相应地，它每次射出去的血液也会增加，整个血液循环是强劲有力的，可以满足不同器官的需要。那怎样才能做到气沉丹田呢？其实很简单，当你深深去嗅一朵花的香气的时候，就是气沉丹田的呼吸了。经常去找闻花香的感觉，就是在锻炼我们的呼吸。

说完导引术的呼吸，下面讲几个简单的动作，这几个动作主要是针对消化系统的。中医认为脾胃为后天之本，其他脏腑要由脾胃来提供能量和营养，脾胃不好其他四脏就无从谈起了。脾胃如此重要，一定要将其养护好。冬季天寒，是脾胃最脆弱和最容易受损的时节，从中医上来讲却也正是适宜调养脾胃的一个季节。在脾胃病当中以虚寒性脾胃病比较常见，天冷就不行，不敢吃凉的，一吃凉的就胃疼。尤其是秋冬交替的时节，脾胃虚寒的病症就容易加重。下面讲解的这几个导引术中的动作，目的即是强脾健胃，给我们的健康打下基础。

在练导引术之前，首先要做到心静体松，从头到脚都处于放

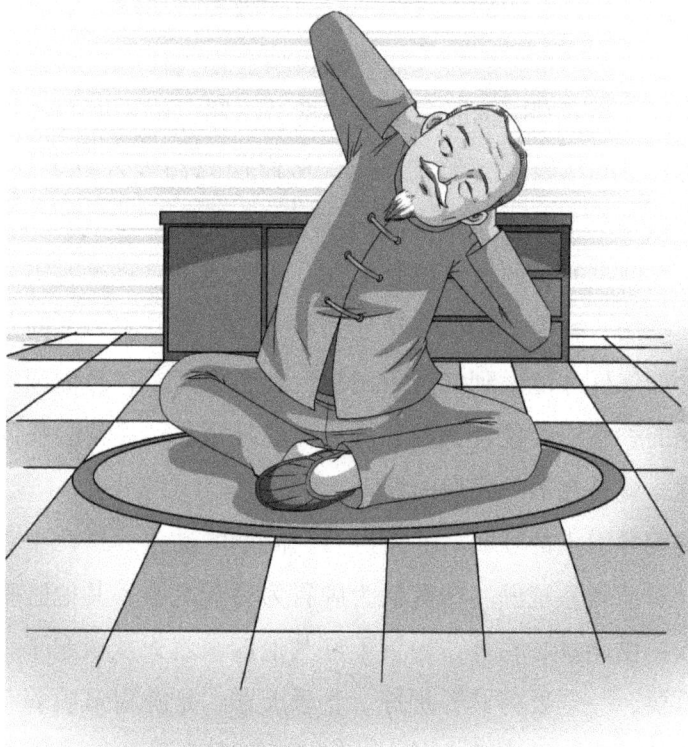

松的状态，把心静下来，气沉丹田。导引术一般都是早上做，面向太阳升起的地方。下面介绍第一个动作，第一个动作是揉肚子，功法叫九转还阳功，主要功效是补充人体的阳气，对人体的消化系统大有裨益。对老年性便秘以及脾胃病等消化系统方面的疾病都可以起到一个辅助的治疗作用，长期坚持做的话还可以起到预防作用。九转还阳功要求越慢越好，动作慢了，气就会比较长。把掌心朝前，两手缓缓从两侧抬起，同时脚跟也跟着抬起，轻轻地离地，再慢慢放下来，往上抬的时候是吸气，往下放的时候是呼气，反复做九遍，然后将双手的掌心（一般是左手在上右手在下）放在气海穴上，气海穴在人体肚脐下一点五寸的地方，双手在其上作顺时针旋转，也是九遍。顺时针旋转是比较慢的，顺时针旋转九遍后是逆时针旋转，逆时针时旋转要快，快到把丹田这个穴位搓热就可以了。它就相当于艾灸一样，要隔着衣服，隔着衣服才会搓得热，因此不能穿得太厚。第二个动作是拍打丹田。拍的一瞬间呼气，拍打丹田的手离开身体时吸气，做这个动作吸气时比较慢，呼气比较快，同样做九下。这几个动作很简单，但经常练习对治疗和缓解老年人便秘非常有效。人就像蓄电池一样，随着年龄的增长其电力会越来越弱，肠道蠕动就缓慢下来。因此，通过揉或者拍打这样的外力来促进肠道的蠕动，可以有效起到缓解脾胃虚寒以及虚寒性便秘的作用。中医是博大精深的，有脾胃虚寒或者经常便秘的人可以经常练习以上动作，体味导引术的神奇功效，缓解不适症状。

除了导引术，按压一些穴位也会对脾胃的调理很有帮助。其中调理脾胃最有效的一个穴位就是内关，内关位于腕后横纹大概两指宽的正中间，对治疗胃气上逆有非常明显的效果，在晕车、恶心、胃胀、胃疼时都可以点压这个穴位。还有一个叫至阳穴，位于人体后背，如果一个人患有慢性胃病，那么在这个地方会有压痛点，如果胃疼得厉害，使劲点压这个穴位疼痛会马上得到缓解。

另外，除了导引术和按压穴位，通过食补来缓解脾胃虚寒症状也是一个不错的方法。桂皮是家中较常见的一种香料，可以用来炖肉或者做汤。桂皮有温中散寒的作用，桂皮 10 克、生姜三五片、大枣五枚，一起放入锅中煮水喝或者直接放在杯子里泡水喝，效果非常不错，很适合脾胃虚寒者饮用。

小贴士：我们可以通过面色或表现识别脾胃不良患者，胃气不降的患者不吃饭也打嗝，而且是经常性的；脾弱会表现为面色发黄。脾胃不良患者可以经常练习导引术中的九转还阳功和拍打丹田，按压内关穴和至阳穴，用桂皮、生姜和大枣煮水喝。

哮喘病的调息导引法

哮喘是秋冬季节较为常见且容易复发的一类疾病。它属于呼吸道疾病，民间流行一句话，叫内部治喘，外部治癣，意思就是说哮喘很难治疗，非常顽固。目前西医还没有好的方法和药物能够根治哮喘病，那么中医有没有好的办法治疗这一疾病，减轻甚至消除病人的痛苦呢？中华中医药学会著名中医专家罗宗梅老师将就哮喘病的治疗，介绍几个行之有效的方法。

慢性哮喘一般来讲大多是由于肺气虚造成的。冬季来临后，无论自然界还是我们的身体，阳气就会有所收藏，阴气渐盛。而天气的变化对肺的影响是最大的，尤其是平时肺气比较虚的人群，这个时候肺气就容易上逆，从而导致哮喘病的发作。因此要治疗哮喘，最重要的一点是要增强自己身体内部的免疫大军，也就是说要从内部来调养，强健和养护我们的肺，做到扶正为主，使得阳气内收。所以中医治疗哮喘是以治本为目的为病人进行调理和治疗。其中导引术就是其中一个行之有效的方法。不过，在介绍导引术之前，先讲解中医里其他几种常用的方法。

首先是针灸。针对轻微发作的哮喘病，一般针灸就可以解决，如果不用针灸，还可以掐鱼际穴，这个穴位在骶掌部的中

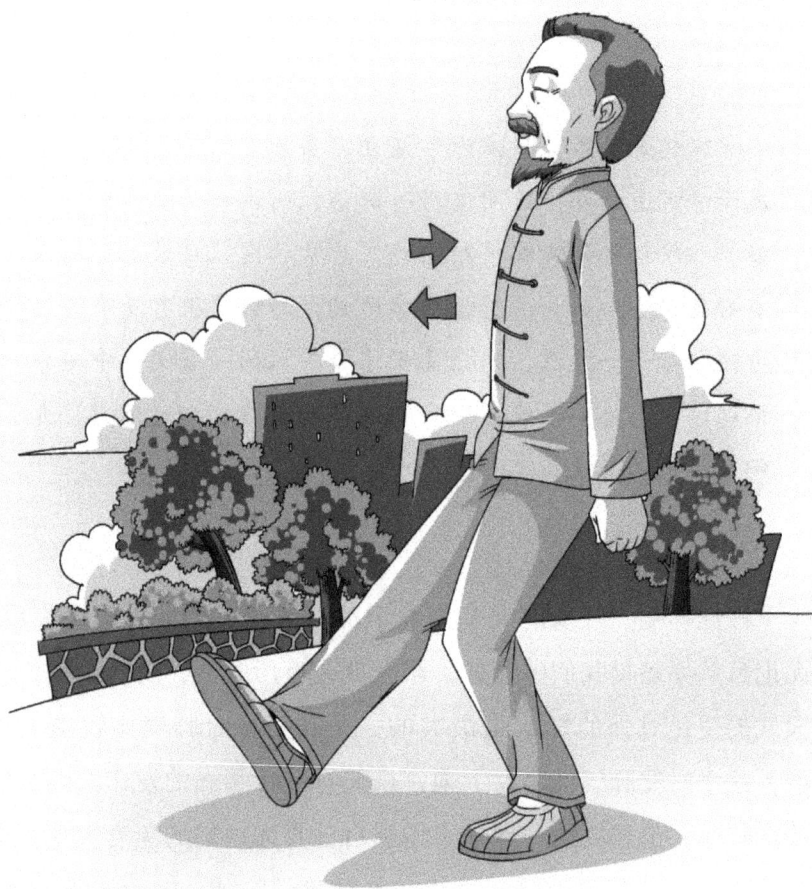

点，一旦哮喘病发作，就使劲掐这个穴位，掐到它酸胀的时候，哮喘的症状一般都可以得到较为有效的缓解。

第二个方法是食疗。有一个食疗的方子很适合哮喘患者——醋煎鸡蛋。它的做法很简单，先把醋倒到锅里面，把醋烧开以后，打入鸡蛋，鸡蛋煮熟以后，就可以食用了。这个鸡蛋不是用油煎的，一点油都不放，只用醋煎。醋有收敛肺气的作用，鸡蛋则能治本扶正，提高免疫力。醋煎鸡蛋这个食方非常适合患有哮喘病的儿童，疗效快且显著。当然，对其他年龄段的患者，此食方也有很显著的疗效，每天早上吃一个醋煎鸡蛋，坚持三个月到半年的时间，对哮喘患者病情的治疗是很有效的。当然，除了食用醋煎鸡蛋，平时的饮食也要多加注意，以配合治疗。比如不吃生冷食物、不喝冰水、不喝凉水、不吃西瓜等大寒的食物，饮食要偏温，多吃山药、大枣、百合等温补食物，同时注意冬季保暖等。

最后，就是本文一开始提到的神奇导引术了。导引术当中针对哮喘患者的动作叫做铁扇关门。同样的，在练习这个动作之前，先要做到心静体松，面向东方，两脚与肩同宽，握两拳，成弓步，上身后仰，扩胸，胸部呈打开状态，此时要深呼吸；然后胸部合拢，就是关门。这个动作做九次。对于老年人来说，可以不用把腿抬起来，直接蹬成弓步就可以，胸部打开的时候吸气，往回拢的时候呼气。做这个动作，先是把左腿伸出去，呈弓步之后，做九次铁扇关门，然后换右脚在前，再做九次。铁扇关门一天两次，早晚各一次。

很多哮喘病人对于自己的病情往往显得悲观和失望，认为哮喘是不能治愈的，实际上这是个误区。只要辨症准确，找到病因，要治愈哮喘病并不是不可能的事情。

希望哮喘患者能够从本文中找回信心和希望，获得治疗哮喘病的知识并能应用到自己日常的调养、护理和治疗上，平稳度过每一天。

小贴士：症状不很严重的哮喘患者可以试试下面的方法：针灸、掐鱼际穴、坚持每天食用醋煎鸡蛋 3 个月以上以及导引术中的"铁扇关门"。

梦不能代替体检

　　现在市面上有不少解梦的书，不过不是我们熟知的周公解梦一类的书籍，而是关于梦境和健康的关系的。就是通过梦境分析和看出人的健康状况：如果你梦到自己晚上睡觉的时候被砍了脖子，说明颈椎可能有问题；如果梦到有人敲你的头，说明你脑袋里面可能要长肿瘤。看了几页就害怕了。我国古有《周公解梦》，国外也有弗洛伊德《梦的解析》，似乎梦和我们的现实生活以及我们的身体健康确实有那么一点儿关系。但是有梦真能看健康吗？这个话题太玄妙了，下面北京朝阳医院睡眠呼吸专家郭兮恒教授就跟大家聊一聊这个深奥的话题。

　　近些年来，人们越来越关注自身健康，各种各样的健康养生书籍摆满了书店。

　　而由梦看健康这类的书也随之出现并且还不少。关于对梦的理解，民间有很多说法，老百姓也都对其充满了好奇心。

我们不能说梦和身体健康状况一点关系也没有，比如说梦到脖子被砍了，有可能是因为颈部不适，不舒服了，在睡眠过程当中感受到了这种不适，从而在梦中反映出来，但也极有可能是别的原因。再比如，有些人经常犯心绞痛的毛病，那么晚上睡眠过程当中出现心绞痛的症状时，在梦中就会感觉到胸部不适，会梦到有人用刀扎他或者是有什么东西压迫到他的胸部了。但是医生不会因为你做了一个有人用刀扎你心脏的梦就推断你有心脏病。有呼吸障碍的病人经常会做这样的梦：梦到潜到水底，怎么也上不来，不能呼吸，或者梦到有东西压在他身上，喘不上来气。虽然身体的某些不适症状会通过做梦的形式反映出来，但医生为病人看病的时候不会根据病人做的梦去诊断他患了什么病，虽然梦境有时可以为医生提供一些侧面的信息。对于梦，我们一定要有一个正确的认识。

做梦是人们睡眠过程当中非常重要的一个过程。一般来说，人们每天晚上睡觉都要做梦。好多人觉得没做梦，是因为他没有感觉到。正常的成年人在一夜当中要做四五次梦，这里涉及睡眠周期的问题。正常的成年人睡眠时，会从醒的状态进入到浅睡眠状态，从浅睡眠进入到深睡眠，再从深睡眠回到浅睡眠，然后再进入到做梦的睡眠状态的过程，整个过程叫做一次睡眠周期。成年人的一个睡眠周期是九十分钟，那就意味着每九十分钟要做一次梦。

有的人会对自己做过的梦印象深刻，而有的人却对做过的梦没有记忆。为什么会出现这两种情况呢？其实，记得住和记不住梦的区别就在于：能记住梦的人在做梦的时候或者是梦刚结束的时候会醒过来，因此对梦的内容或做梦的过程就记忆犹新；而有的人梦结束了以后还在继续睡，进入到其他的睡眠阶段了，就把做梦的内容和过程忘记了。一般来讲，记不住梦的内容和做梦的过程的人睡眠质量相对是比较好的。

梦还分好梦和噩梦。如果做的梦好，人们就会很快乐、很高兴；做了一个不好的梦就会很郁闷。其实梦的内容的好与坏都不重要，重要的是完成了睡眠做梦的过程。如果一个人一晚上都不做梦的话，一段时间以后其记忆力和思维能力可能都会下降。梦的编剧、导演、主角和场景都是做梦者自己，都是做梦的人想象出来的。这个想象的过程和一个人的文化背景、经历以及和他当时的心情都有关系。我们要记住，梦的内容只能反映一个人过去的情况，对于未来的情况没有预测性。因此不要太在意梦见了什么内容。不过，如果一个人经常反复地做不愉快的梦，那么在一定程度上，梦境可能反映了他的精神状态和心理状态，他就要自己思考一下，是不是在生活当中或工作当中承受了过大的压力。

人们在做梦的时候，大脑是有思维的，很活跃。人们做的梦各种各样，但做梦的人躺在床上却是一动不动的。做梦的时候，人们的肌肉是处在一个非常放松的状态下，没有肌肉的活动或者肌肉活动非常弱，所以人们做梦在梦中奔跑的时候，其实腿是一动不动的。如果说在睡眠的过程当中，身体突然开始行动，而本人没有意识仍处在睡眠状态，就出现梦游症状了。

梦游是一个比较严重的问题。人们在梦游的过程当中实际上是没有做梦的，他是在一个深睡眠的阶段发生这种情况。在深睡眠的阶段发生梦游这种行为，梦游者本人是没有意识的。其实梦游的现象在生活当中是比较常见的，但梦游这件事往往是别人发现的。如果你独居一室，即使有过梦游的状况，别人也不知道。梦游多发生在年轻人和孩子这两个人群。因为之所以会发生梦游，主要是由于一个人的神经系统还没完全发育成熟，随着他的成长，神经系统逐渐成熟，梦游症状就会消失。梦游和做梦不是一回事，它属于睡眠的另一个问题。

关于睡眠和梦，我们了解得比较多了。不过老百姓比较关心的还是怎么做能够让自己一夜好梦，或者是感觉自己一夜无梦，拥有更好的睡眠。要想拥有更好的睡眠，首先要弄清楚影响睡眠的因素。很多人都有过因为睡眠不好而痛苦的经历；有些人睡眠的连续性不好，反复醒厥；有些人不能完成睡眠周期过程，出现睡眠的紊乱。出现这种状况，一定要先到医院查原因，弄清楚到底是睡眠的哪个阶段没有完成。这要经过多导睡眠图才能够判断，是需要在医院来完成的。

以上是对睡眠问题比较严重的人来说的。一般情况下，如果睡眠没有出现太大的问题，在日常生活中只要注意以下几个方面，就能让我们拥有更好的睡眠：一是保持愉快的心情，这点很重要。睡不好觉或者经常失眠的人，60%都跟心情有关系。第二就是生活起居要规律。这点说着容易做着难，尤其对于年轻人来说，熬夜、泡吧、玩游戏，早已司空见惯，放眼望去，晚上11点之前就寝的年轻人少之又少。这种不规律的生活会严重干扰人们的生物钟，生物钟紊乱的后果就是睡眠出现问题。三是要注意睡眠的环境。睡眠环境要尽可能舒适、安静，且保持一个黑暗的环境。四是要尽量保持床上卧具的舒适性，以利于睡眠。五是睡前泡泡脚，洗个澡。六是要适当地运动。不过不要在睡前运动，因为睡前运动可能会导致体温升高，反倒睡不好觉。睡前最多做一些轻微的自我按摩或者一些很舒缓的动作。七是要注意，床是一个睡觉的地方，别在床上看书、看碟，更不能把电脑桌也搬到床上。

睡眠对我们一生的健康、幸福和快乐都很重要。我们要正确地认识梦，不要把梦的内容都和实际生活对号入座，联想过多，自己吓唬自己。平时在生活中要养成良好的习惯，争取拥有更好的睡眠。

小贴士：想要拥有更好的睡眠，做到以下几点很重要：睡前心情要愉快；生活起居要规律；睡眠环境要舒适；床上卧具要讲究；睡前洗澡泡泡脚；适当运动莫贪多。

艾灸，让疾病无处遁形

小小艾灸学问大，预防理疗就找它。缓解疾病身体健，妇孺皆知美名传。

艾灸作为我国传统的中医理疗手段，以其适用范围广和保健养生的独特功效，赢得大众的喜爱。平时一些头疼脑热的小毛病，是否可以自己在家里做做艾灸？三高人群做艾灸是否有一些需要特别注意的地方？面对这些疑问，国家高级灸疗师刘全军先生，将以其数十年的艾灸经验，针对艾灸的日常应用和常见病的艾灸调理，为您讲解一些常见的艾灸知识。

以前有个大中医家，叫陈言之，他说大家学习艾灸，看书较少，又没老师指点，在家固然可以针对一些简单的病进行调理，但是我们并不是就可以当医生了，什么病都可以自己治。那么哪些简单病可以自己调理，而哪些病需要就医治疗？下面，我通过几个例子为大家讲解一下，以为您今后的治疗带来方便。

艾烟驱赶蚊虫

夏天，虽然草长莺飞生机盎然，但同时湿气也是四季中较重的，喜欢潮湿环境的蚊虫也变得多起来了。那如何避免蚊虫叮咬的烦恼呢？一般来说，大多家庭会选用化学杀虫剂，因为它见效快，灭蚊虫效果显著。但是，它对人体健康产生的影响也不容忽视。那么，有没有绿色环保，对我们身体无害的灭蚊虫的方法呢？记得我小的时候，在我姥姥家山西，人们到了五月端午就会出去采集艾草，回来后编成辫子挂在屋中晒干，等到夏天蚊虫比较多的时节拿出来点一点，烟熏房屋的各个角落，可以大大降低蚊虫对人畜的叮咬。所以，如果您对化学杀虫剂有所顾忌，我建议您可以在夏天来临之前，抽出点时间洒扫屋子，艾熏一下房间，既健康环保，又能达到远离蚊虫叮咬的目的。

艾熏的应用现在比较普遍。经科学研究证明，燃烧艾产生的烟不仅能驱赶蚊虫，还可抑制、杀灭多种有害细菌、真菌和病毒。

艾灸预防感冒

最常见和最令我们头疼的细菌、病毒传染性疾病就是感冒，感冒分普通感冒和流行感冒两种。春季天气干燥，是人们易患感冒的季节。所以，在春季来临之前，我们把艾条或艾草点燃，艾熏房间，让艾烟在室内充分扩散，这样不仅能消毒杀菌还能起到预防感冒的作用。而且，艾熏过程对人体副作用小，比起日常消毒液和消毒水的使用都安全许多。在流感季节，除了艾熏，我们还可以通过艾灸大椎、风门两个穴位来预防流感。

但如果我们已经感冒了，艾熏预防还行吗？答案是——不行的。如果您感冒的时间较长，或出现了咳嗽、呼吸道感染、肺炎、支气管炎等症状，说明肺的抵抗能力下降了，就需要艾灸肺俞。《伤寒论》中把人体的疾病分表、里和半表半里，而感冒病毒首先侵入的是人的体表。肺主表，所以若想加固体表，就应先加强肺功能。肺气强的人不容易感冒，所以我们治疗感冒的一个重要穴位就是肺俞，平时也应注意肺俞的养生保健。

据《庄子》记载，圣人孔子曾"无病而自灸"，也是指用艾灸养生保健。所以，我们可以通过学习标准的艾灸动作，找准自己要艾灸的穴位，自己在家艾灸预防感冒。

三高人群该做哪些穴位的艾灸

现在很多人都有所谓的"三高"，即血压高、血脂高、血糖高。是否可以通过艾灸来缓解这些症状？一般来说是可以的。

高血压和高血脂是一对孪生兄弟，常常相伴发生。血脂增高了，血液就变得黏稠，从而造成血液流通不畅，血管壁压力增大，血压自然就会上升。人们常说，"气为血之帅，血为气之母"，老年人往往阳气不足，血液流动慢，血液中很多物质就逐渐沉积下来，多余的脂肪没有充分燃烧，就比年轻人更容易患高血压和高血脂的疾病。打个比方，河水流得快时，泥沙没有沉积或只有很少部分的沉积；而河水流得慢时，泥沙就很容易沉积下来，堵塞河道。这就和人的血液在血管中流动的快慢不同，所导致的后果也不同是一样的。高血压、高血脂人群应固定艾灸大椎、脾俞两穴。然后根据高血压和高血脂的具体成因和不同表现，在艾灸治疗时适当加减穴位，如：血压高，要加灸百会穴和足三里；血脂高，要加灸足三里和绝骨穴。

这里我主要讲讲大椎穴。大椎穴是手足三阳及督脉之会，全身的六条阳经都是从此处路过的，简单地说它能扶阳、补气，是个很好的穴位。所以艾灸大椎能够推动气血运行流畅，可降低血液黏稠度。

再有就是血糖高。血糖高的人不代表就有糖尿病，但是糖尿病患者体内血糖都偏高。通常来说，血糖高是由脾肾不良引起的，因此可做脾俞、肾俞和中脘穴的艾灸保健治疗。如果患者体弱，可加气海、关元和足三里的治疗。

我并不建议"三高"人群在家自己做艾灸，但是高血压病人突然血压升高时，还是可以自己艾灸百会穴来调节血压的。百会穴是一个双向调节穴位，血压高时艾灸可降低血压，血压低时艾灸可提高血压。百会穴的找法也很简单，把两耳向前一合，耳尖向上连接的中点就是百会穴。

肠胃不好人群的艾灸建议

现在，由于工作繁忙而没条件按时吃饭的年轻人越来越多了，相应地，他们的肠胃功能也越来越差，不少人都有消化不良、胃脘胀痛的症状。常言道"胃气生则活，胃气衰则死"，因此中医保健中，胃的保健是非常重要的。

夏天炎热，细菌滋生快，加之人们比较贪凉，冬季又疏于保暖，致使胃部寒湿较重，且伴有疼痛感，即所谓的胃寒。怎么判断您是否得了胃寒呢？很简单，平躺在床上，使劲按压胃部，如果感觉到有一个硬块突突直跳，就说明您存在胃寒的症状。

与胃寒相对应的是胃热。如果一个人经常感到胃部燥热、疼痛、口渴、爱吃凉食，那么基本可以判断这个人属于胃热。胃热很多情况下是虚热，由于饮食存在大量热能，加之脾虚，能量未能得到完全转化，外热内寒，就会导致胃痛、燥热。

针对胃病的不同成因，我们可艾灸中脘穴、天枢穴和神阙。另外，天枢穴可治疗拉肚子、便秘，也是一个双向调节的穴位。

小贴士：艾熏房间时，要注意防火和防止孩子探玩。对于三高疾病，由于疾病成因复杂、专业性较强，因此不建议大家自己艾灸穴位，应到有资质的中医诊所进行治疗。

老年人四部位保暖好过冬

寒冷的冬天对老年人的身体来说是一个很严峻的考验。恶劣的天气和刺骨的冷风都是定时炸弹，一不留神就会增加他们患病的可能性。因此，如何平稳无虞、健健康康地度过冬天，是很多老年朋友特别关心的问题。中国食品与保健协会会长孙树侠老师将为大家现身说法，讲一讲他70岁的独家冬季养生经。

冬天对很多老年人来说的确是个不小的挑战，要平安健康地度过这个寒冷的季节，做好身体的保暖工作就尤为重要。步入老年后，人们的身体代谢等机能都有不同程度的降低，因此也就特别怕冷。所以在冬天，老年人一定要穿戴好，做好身体四个重点部位的保暖工作。

第一就是脚部的保暖。大家可以穿棉裤和皮靴达到脚部保暖的目的。皮靴可不是只有年轻人才可以穿，老人也可以穿啊，当然高跟的就算了。之所以向大家推荐穿皮靴，可不是为了赶时

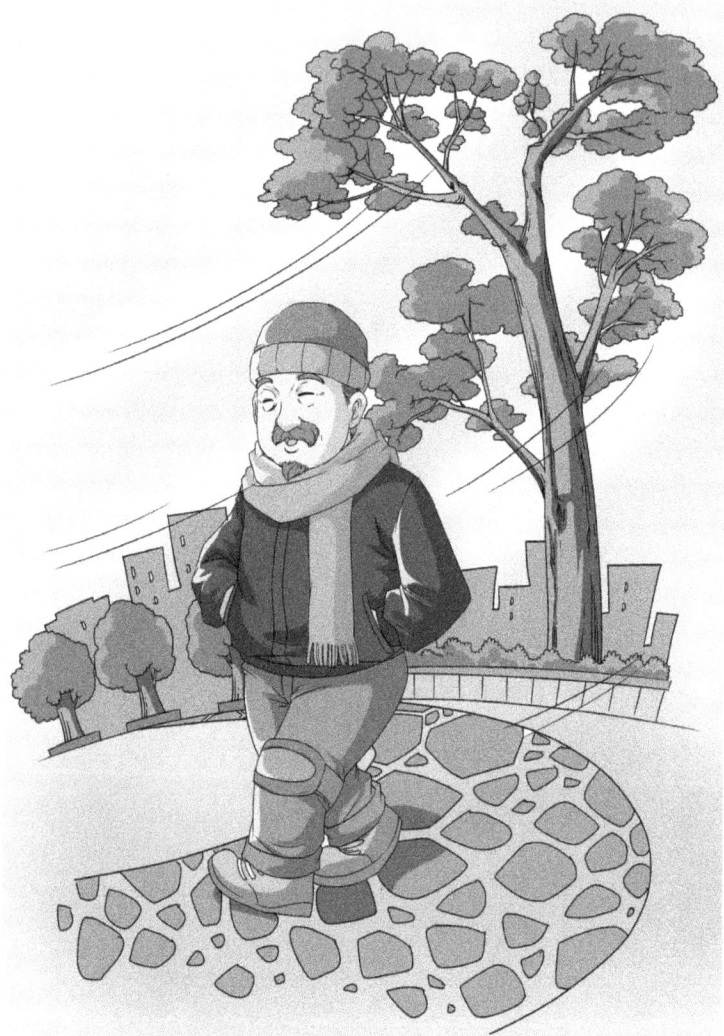

髦，而是看上了它的保暖性。第二是腰部的保暖。老年人冬天的衣服最好是长款的，少穿或者不穿短款衣物。因为如果穿短款，弯腰的时候很容易就会把腰露出来。腰部暴露在寒冷的空气里，很容易冻出一些毛病，所以大家一定要注意，保护好腰部。第三是腿部的保暖。这个部位的保暖大家一般都会注意到，而且腿部不是很娇气，胯骨神经只要不受凉，一般不会出现疼痛的症状，因此就不多说了。关于这第四个部位，就经常被大家忽略了，它就是脖子。很多老年人朋友对脖子的保暖方式很简单，一条围脖绕几圈就算是保暖了。其实这种方法是需要纠正的，围巾可不能随随便便一围，而是要围到没有风能灌进脖领的程度才行。当然了，既然说到了脖子，我顺变也说一下头部的保暖。这个很简单，出门戴帽子就行了，以避免头部因为受凉而引发的头痛。

做好身体四部位的保暖能够帮助老年朋友平安度过冬季，而保持平和乐观的心态，则是帮助大家健康长寿的秘诀。俗话说得好：怒伤肝，气伤脾，悲伤心。因此，要健康长寿，就一定不要生气，也不能过度悲伤。如果生气了，也千万不要超过 10 分钟。老年朋友步入晚年，身边有朋友、亲戚去世是不可避免的，遇到这样的情况，悲伤难过是一定的，但是最好不要超过 24 小时。如果是自己的亲人，比如说父母去世了，我们不可能只悲伤 24 小时就能从大悲的情绪中走出来，因为人总是有感情的。不过，这个调整的时间最好也不要超过 3 个月。控制好自己的情绪，保持平和、乐观、积极的心态，才有机会收获健康与长寿。

小贴士：做好脚部、腰部、腿部和颈部四个部位的保暖工作，老年朋友就不必再为如何度过漫长寒冷的冬季而发愁了。

乾隆的长寿秘诀

我国历史上大多数皇帝的寿命都不长。但乾隆皇帝是个例外，在有历史记载的两百多个皇帝中，乾隆的寿命可以算是最长的，活到了八十九高龄，即便按现在的标准来衡量，也是一位高寿的老人了。同样是皇帝，同样都是养尊处优，也同样都是国事繁忙，为什么单单乾隆皇帝会活到八十九岁高龄呢？中国中医科学院助理研究员，中医养生学硕士国华老师将为您揭开乾隆长寿的秘密。

乾隆作为我国历史上最长寿的一位皇帝，是有他自己的一套养生秘诀的，其中有不少值得我们借鉴和学习。乾隆的养生之道中最重要的组成部分是后人给他总结出来的四言十六字养生秘诀：吐纳肺腑、活动筋骨、十常四勿、适时进补。

首先是吐纳肺腑。吐纳是气功养生中练气的一种方法。每天早晨起床以后，调整呼吸，使之均匀、细缓、深长，把自己体内的浊气呼出，将清气吸入，与瑜伽调整呼吸的方法可谓异曲同工。练习吐纳时，一定要摒除心中的杂念，最好选择环境优美而清静、空气清新的地方。如果找不到这样的环境，也没有关系，但一定要保证做到 6 个字：均匀、细缓、深长，这 6 个字是练习吐纳的关键。吐纳对于乾隆皇帝来说，几乎是每天的必修课。每天早上晨练时，他会安排几分钟的时间"吐纳肺腑"。这项锻炼简单易行且有效，不需要花费很长的时间，但贵在坚持。

其次是活动筋骨。清朝康熙皇帝非常重骑射，教诫后世子孙一定要习骑射，勿恃贵纵恣，不能因为自己是皇帝或是皇室子孙就不锻炼身体，安逸懒散。在这一点上，乾隆皇帝秉承祖训，擅长骑射。他马术精妙，在避暑山庄每年举行的射箭比赛中，都有乾隆皇帝的身影，甚至八十多岁了还行围狩猎，骑马射箭，可见其身体的硬朗。当然了，我们不能像乾隆皇帝那样经常骑马射箭，因为毕竟条件有限，但乾隆的另一种锻炼方式——旅游，我们完全可以效仿。作为一位皇帝，乾隆能数次出宫，六下江南，三上五台山，也算不容易了。他出游的时候虽然前呼后拥，后勤保障充足，尽量保障其出游的舒适性，但那时交通工具和交通道路毕竟落后，无法与现在的火车、汽车和飞机相比，不管是骑马还是坐马车，都是非常辛苦的，这一点骑过马的人都深有体会，这样的"旅游"对于乾隆来说固然愉悦身心，同时也是对身体的锻炼和挑战。我们现在出门旅游，主要以放松为主，不要走马观花，计较游览的景点个数，放松身心最关键，这样，在游玩观景的同时，也锻炼了身体。

第三是十常四勿。所谓"十常"，就是指应该经常做的十件事：

第一，齿常叩。嘴唇轻轻闭上，上下牙齿做叩击，一定要叩出声来，每天两次，每次一百下。常常叩齿有利于促进牙龈的血液循环，有健齿固齿的功效，同时还可以促进唾液腺的分泌，帮助消化吸收，长期坚持还可以预防口臭。

第二，津常咽。很多人有一个习惯，就是经常咳吐唾液。从中医的角度来讲，唾液，或者说津液被认为是肾之液，经常咽津可以保肾固津，灌溉五脏六腑。因此有咳吐唾液习惯的朋友一定要改掉这个坏习惯，不要明明不是痰，还老是要肃嗓子，然后将咳吐的唾液吐出来。所谓津常咽不仅仅是咽口唾沫那么简单，它由一系列的动作连贯而成：将舌尖放在牙齿的外面，嘴唇的里面，顺着牙齿做一个环周运动，这个过程要缓慢，不要太快，大概做三十六下，然后将舌尖抵住上颚1~2分钟，刺激腮腺和舌下腺分泌唾液，直到津液满口，然后鼓腮漱三十六下，最后将满口津液分三口咽下，这就是津常咽。

第三，耳常弹。耳朵和脚可以说是一个"小人体"，因为很多脏腑的器官在耳朵上都会有所反应。耳常弹，首先，用两个手指顺着耳廓按揉耳朵，把各个穴位都按揉到，然后弹一下耳朵，能够促使耳部的血液循环。

第四，鼻常揉。用手指顺着鼻子由下向上按揉，揉到上面后再从鼻梁下来，从鼻翼两侧上去，然后再下来，最后在迎香穴按揉一会儿。经常揉鼻可以通窍，有鼻炎、鼻窦炎或者经常鼻出血的患者经常按揉此穴，能够缓解鼻塞等症状。

第五，睛常运。轻轻闭上眼睛，然后沿同一个方向缓慢转动眼睛。做这个动作的时候，还可以配合"热掌运目"。就是转眼球转了大概十下左右后，把手掌搓温热，捂在眼睛上，这样做可以缓解视疲劳和减轻大脑的疲劳。比如平常工作累了，或者看了很久的电脑觉得眼睛干涩了，就可以做一下"睛常运"或者"热掌运目"，以促进眼周血液循环，防治黑眼圈和眼袋。

第六，面常搓，就是干洗脸。首先从脸部中间开始向上搓，搓至额部时，还可以将两个手掌顺着向上的方向捋额部，以祛除皱纹。然后两手顺着面部的两边向下搓，即面常搓。

第七，足常摩，就是按揉足部。在按揉足部的时候尤其要注意按揉一下涌泉穴，能够强健身体。

第八，腹常摩，就是揉肚子。每天睡觉以前，躺在床上，身心放轻松，将左手压在右手上，双手交叠放在神阙穴（肚脐处）按顺时针方向按揉肚子，这个动作一定要有力。顺时针做一百下后再反过来，将右手叠到左手上，按逆时针方向再做一百下。经常揉肚子能有效缓解腹胀、便秘和一些胃肠道问题，而且还有减肥消脂助睡眠的作用。

第九，腿常伸，即经常踢腿。四肢是离心脏最远的身体部位，一到冬天天气寒冷的时候，一般人都是手脚先凉，因为气血最不容易到达的地方就是手脚。从事办公室工作的人，体力劳动的机会少，平时再不爱运动，气血更容易发生不畅通的情况，厉害的甚至会出现手脚发麻发凉的情形，因此我们要经常伸缩和活动四肢，抻抻胳膊伸伸腿，对改善"鼠标手"、"网球肘"和静脉曲张等都有一定的益处。

第十，肛常提。肛常提的好处就是对痔疮、便秘，或者一些内脏下垂等症状都有很好的缓解作用，同时对一些妇科疾病和男性的一些前列腺疾病也有一定的改善作用。

还有四勿，即酒勿醉、色勿迷、食勿言、卧勿语。后两"勿"大家都比较熟悉，其实就是常说的食不言寝不语，吃饭时和睡觉之前不聊天。古人之所以有这样的说法是有其道理在里面的。吃饭时说话，大脑皮层会处于比较兴奋的状态，那么脑部供血量就会有所增加，相应地，胃肠的供血量就受到一定程度的影响，从而影响胃酸的分泌，使胃中的食物不容易被消化和吸收。因此，我们要学会安静地享受美味。所谓酒勿醉、色勿迷，也不难理解，就是人们喝酒要适度，且适当克制欲望，不要逢酒必喝，每喝必醉，也不要过度沉迷于声色欲望。对于一个皇帝而言，要做到酒勿醉、色勿迷其实是有难度的，但是乾隆都坚持做到了，所以他能得享高寿也就不奇怪了。

最后是适时进补。乾隆皇帝的饮食无处不体现着适时进补、恰到好处的原则。

清宫的膳食有三类，第一类叫贡品菜，如鹿肉、燕窝、熊掌，都属于大补的饮食。第二类叫吉祥菜，比如寿比南山、江山一统等菜色。第三类是根据时令季节做的时令菜。乾隆用膳有一个规矩，每样菜不能吃过三勺。另外，在适时进补方面，他有三个观点值得我们学习和借鉴。第一，他认为饮食一定要清淡、淡薄，这样对脾胃较好。第二，吃东西不能只顾满足个人的口味偏好，还要看看对身体是否有帮助，不要挑食，不能总是想满足口腹之欲，爱吃什么就拼命吃，不爱吃的就不动筷子，要注重营养的全面搭配。第三，饮食有节制、起居有规律。早睡早起，按点吃饭，饭的量也要有规律。其实乾隆的这些养生秘诀并不神秘，所说所讲无非都是日常生活中的小事，但是于这些小事中养成一个良好的习惯并长期坚持，就会为我们的健康长寿打下一个坚实的基础。

总的来说，乾隆皇帝的养生之法一点也不神秘，很平民化，但却是行之有效的。得享高寿没什么秘诀，关键就在于我们能不能像乾隆爷一样持之以恒，坚持下来。

> 小贴士：长寿养生的乾隆十六字秘诀——吐纳肺腑、活动筋骨、十常四勿、适时进补。

健康长寿拍出来

很多老年朋友都有晨练的习惯，坚持晨练是好的，但有一些晨练的误区大家一定要避免。有一些老年朋友不论春、夏、秋、冬，都是"闻鸡起舞"，早早就到公园里开始锻炼了。其实，很多老年朋友并不知道，65岁以前出去做一些活动是可以的，65岁以后，最好在家里活动。"闻鸡起舞"不适合老年人，大家一定要切记，5点到9点是一个魔鬼时间，因为在这个时间段里人们的猝死率最高。如果这样的话，老年朋友是不是就得放弃晨练了？其实不然。中国食品与保健协会会长孙树侠老师将向老年朋友展示其自创的在家里就能做的养生保健操！

65岁以后的老年朋友冬天如果想晨练，最好选择在9点钟以后再出去，因为这个时候太阳也出来了，比较适宜进行户外活动。但6点到9点这段时间怎么利用一下呢？很简单，在床上锻炼！6点多醒了以后，在床上做1个小时的操锻炼锻炼，是非常好的。孙树侠老师向大家介绍的这套拍打操很简单，在家里就能练习，没有难度，也不需要器材和器具的辅助，只要做到4个字即可：持之以恒。

第一节是抬腿运动。尽量将腿往上抬，做200次，这个动作主要是锻炼腹肌。

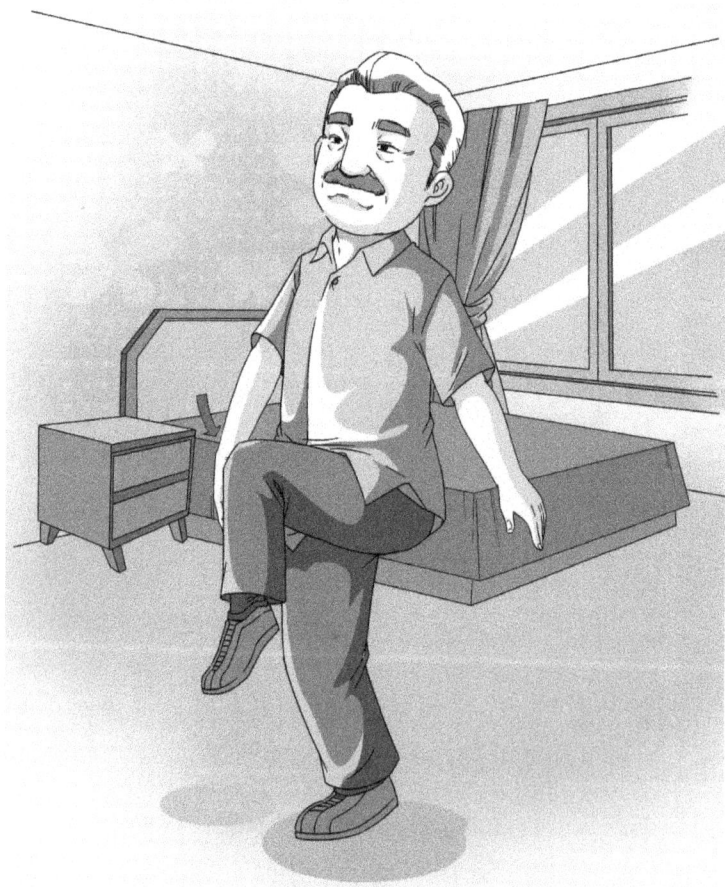

第二节是搬脚运动。先将两条腿盘起来，然后往上掰脚，俗话说筋长一寸、寿长一年。这一节主要是为了锻炼脚部和踝关节的柔韧性，众所周知，人年纪大了最怕摔跤崴脚，经常做搬脚运动为的就是避免摔跤。

第三节是搬腿。两手将腿搬到胸部的位置。搬腿的方法分4种：双腿一起搬，盘腿搬，双腿交叉搬和屈膝搬腿。每一种搬腿的方法都要重复做100下。

第四节是围绕劳宫穴和涌泉穴进行的，即拍脚心。双手拍打双脚的脚心各100次，拍打要用力。

第五节是拍打胆经，就是从上到下拍打双腿的侧面各100次，敲打也要用力。

第六节是抓揉腹部，就是小肚子。练习时，一只手贴在肚子上，另一只手压在上面，顺时针、逆时针各揉100下，然后向下轻推腹部100下。这3个动作做完以后，将手放到肚脐的部位，将肚脐部位向上抓，可以给这个动作取个名字叫"抓小肚"，目的是通过抓取这个动作使肚脐周围的脂肪燃烧，从而达到瘦腹的目标。"抓小肚"的时候，要围绕肚脐上下左右各抓100下，顺便把腰部也一起捏了，捏100下，这样瘦腰腹的效果会更好。

第七节是拍肚子，拍100下，拍肚子的力道大家可以自己掌握，不能用力过大，以免造成伤害。

第八节是搓胸部，沿着胸骨部位各搓100下。

第九节是头部的锻炼。先是拍打头部的百会穴，使劲拍100下；然后是揪耳朵100下，再揉耳朵100下，揉耳朵的时候要从上往下沿着耳廓揉，效果才好；揉完耳朵以后是搓耳朵，使劲往上搓双耳各100下，不仅锻炼了耳朵，还能起到紧致面部皮肤的作用，效果非常好；再有就是按摩太阳穴100次，能起到减少抬头纹的作用。

第十节是手部和胳膊的锻炼。两条胳膊各敲打 100 次，主要是敲打胆经和心经，然后是按摩手部 100 下。

第十一节是拍打肩部和后背各 100 下，此动作经常练习能预防肩周炎。

第十二节是几个穴位的按压。先是合谷穴按压 100 次，然后是足三里、三阴交各 100 下。在按压这几个穴位的时候，如果感觉到有疼痛感，则说明你的身体很可能有问题，不通则痛，这时就需要加强锻炼了。

这十二节操做下来，最少也得一个小时的时间，对于老年朋友比较适用，那年轻人怎么办呢？他们天天早出晚归要上班，能挤出 10 分钟来锻炼身体就不错了，1 个小时对于他们来说是不可能完成的任务。因此，针对这部分人还有一套"一二三四"傻瓜型锻炼法。一，就是每天走一万步；二，就是指两个"搓"，搓胸部和搓耳朵各 100 下；三，是指按压合谷穴、足三里、三阴交这 3 个穴位各 100 次；四是四拍，即拍脚、拍肚子、拍头、拍手。

小贴士：看电视"甩肉法"：看电视的时候不要坐着，要站着看。两只脚的脚尖着地，脚后跟抬起，一边看电视一边踮脚尖，没事儿就踮，每回踮 500 次，就可以踮掉大腿和小肚子上的赘肉，效果明显！

慈禧的美容养生揭秘

肌肤白嫩光滑如少女一般，细腻光润，嫣然一笑姿态横生，令人自然欣悦。如果不说，谁能想到这段话是在描述一位六十岁的女性呢？一般来说，如果一个人比她的实际年龄看起来年轻十岁，就说明她保养得很不错了。要在六十岁的时候还能保持二十岁的肌肤状态和体态，估计是每个女人的终极梦想和终生追求，而慈禧做到了。她虽然政绩不佳，但是她确实把自己保养得很好。美国女士卡尔，曾在慈禧七十岁的时候给她画像，她说慈禧看起来就像三十多岁的贵夫人，由此可见慈禧的保养功夫有多厉害了！下面就由中国中医科学院衣食所的助理研究员，中医养生学硕士国华老师讲一讲慈禧的美容养护宫廷秘方是如何书写她不老的传奇的！

慈禧无论是在养生还是在美容方面，使用的基本都是一些天然物品，而不是像外界传说的那样用的都是洋货，而且她还原创了一系列养生美容方法。

首先探秘一下慈禧是如何做美白养护的。谈到慈禧的美白就不得不说珍珠粉。珍珠粉的作用主要体现在皮肤上，能保持皮肤的柔嫩和光泽。慈禧对珍珠粉的使用分为外用和内服。外用是指用珍珠粉来做面膜，选择晶莹圆润、大小基本一致的珍珠，用纱布包好，放在水中和豆腐一起煮两个小时左右，将珍珠取出，在玉制的钵中细细碾磨，待碾到摸上去觉得手粘如雾，很细腻了，将其作干燥处理。使用时，在珍珠粉中调入鸡蛋清用来敷面，可以使肌肤白嫩光滑。在内服方面，慈禧基本每隔十天服用一茶匙珍珠粉，大概5~7克，用温茶送服。平时自己服用珍珠粉的话，可以用温水代替温茶。

慈禧对珍珠粉如此钟爱不是没有理由的。它有收敛生机、宁心安神和美白肌肤的作用。《本草纲目》中记载，珍珠可以令肌肤光泽洁白；《开宝本草》里写到，珍珠粉令人悦则好颜色。由此可见它对美容确实有很大的好处。不过现在市面上能买到的珍珠粉品质估计要比慈禧用的差一大截，那么在内服的量上需不需要加大呢？其实不用，因为服用量如果增加，可能会引起身体的一些其他反应或者吸收不了。

其次探秘一下慈禧的祛斑良方。人上了年纪以后，皮肤粗糙、黑斑、皱纹等问题纷纷显现。为解决这些皮肤问题，慈禧在五十三岁的时候开始使用一个叫"玉容散"的方子，里面用了很多含有"白"字的药物，比如说白芷、白芨、白芍、白附子等，另外还有绿豆粉和珍珠粉等配方。至于"玉容散"的用法，有的说慈禧用"玉容散"敷面，当面膜用；还有的说她将"玉容散"用水调成稠糊状做洗面来用。究竟是如何使用的，现在已不可考。但是如果有人想效仿慈禧用此方来美容，需要注意以下几点：一是一些带"白"字的中药是有一定的毒性的，比如说白附子，因此建议在使用时减量或者不用。二是有些带"白"字的药物虽然有美白肌肤的作用，但同时又有光敏性，白天使用的话很容易出现一些色斑或者是小红点，因此最好晚上使用，而且用之前先在手臂的内侧试一试，看是否过敏。三是无论你觉得此方有多好，连续使用时间都不要超过3个月，满3个月后就要停一段时间，然后再接着用。

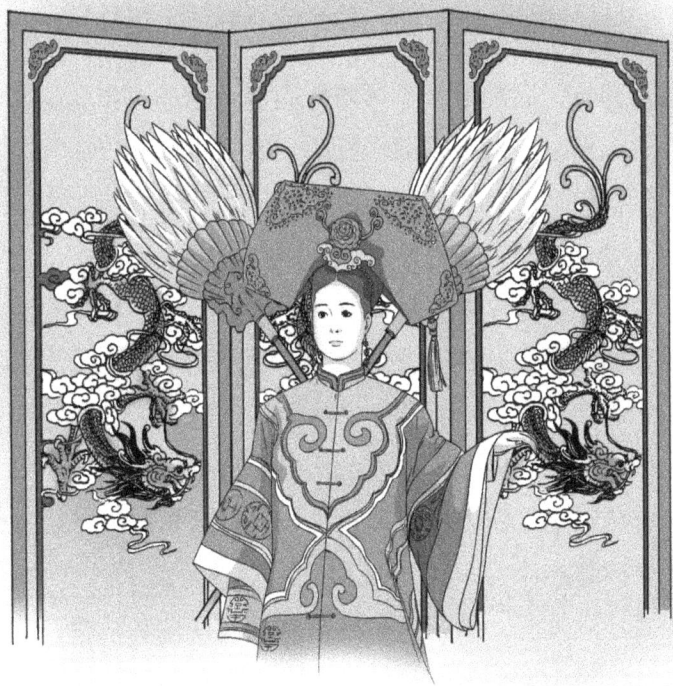

"玉容散"可能会有一些副作用，下面介绍一个很安全的方法：鸡蛋清敷面。慈禧每天晚上用完晚膳以后，就会在脸上涂一层鸡蛋清，大概到睡前半小时再洗去，洗完后用金银花的花叶涂在皱纹处，以收缩毛孔并和鸡蛋清互相作用，使肌肤恢复弹性，更有光泽，并且淡化和祛除皱纹。关于这个鸡蛋清可是大有学问的。一般人是很难能学得来的。慈禧用的鸡蛋清是这样做成的：先将鸡蛋打开一个小孔，去掉蛋黄，留下蛋清，加入朱砂后用蜡将小孔封住，跟其他鸡蛋放在一起让母鸡去孵，等到未经处理的鸡蛋孵化出小鸡，这个"朱砂蛋"也就做好了。慈禧涂在脸上的蛋清就是经过这样特殊处理过的。这样复杂的"工艺"估计也就只有慈禧能用，咱们一般人还是直接抹鸡蛋清吧。

慈禧上了年纪后，有一段时间脱发比较严重，而她对自己的头发又非常爱惜，有一次李莲英给她梳头，头发掉了十几根，一怒之下她就打了李莲英十大板。为了不再受皮肉之苦，李莲英找到太医李德裕，会同诸多御医遍查古方，搜肠刮肚，"老佛爷香发散"就此诞生。此香发散很特别，它可以去腻、去垢，却不需水洗，干洗就行。它的配方中有玫瑰花、铃铃草、大黄、丹皮，还有苏合香、细辛等，使用时，将它们研磨成粉后细细地撒在头发上，轻轻按摩头皮，之后用梳子齿很密的梳子梳下来，就可以去掉头发的油腻，长期使用还能够使头发落发重生，白发变黑。此方过于复杂，在这里有几个方法可以代替此方，一是经常用手指叩一下头发或者用手指尖叩击头部，起到很好的按摩效果，另外一个方法就是用糯米的淘米水洗头。将糯米的淘米水在阴凉通风的地方放置半个月以上再使用效果最佳，如果这样也嫌麻烦，还可以直接用啤酒。第三是将黑芝麻、何首乌和核桃磨成粉，每天吃一勺，对头发也很有益处。

上面介绍了四个慈禧常用的养颜美容护肤秘方，下面从她的饮食和兴趣爱好方面谈一谈她养生美容的可借鉴之处。慈禧在饮食方面虽然膏粱厚味吃得比较多，但是她还喜欢不少清淡的食物，比如臭豆腐、黄瓜蘸酱、酸梅汤和茯苓饼，另外还有人参。据记载，慈禧在一年的时间里用了二斤一两一钱的人参，算下来每天用一钱。人参补气，每天含一钱在嘴里，有调和气血的功效。现在，人参经过养殖以后，其性质虽然没有那么热了，但我们在进补的时候还是应该根据自身体质，根据专家或者医生的建议服用。在兴趣爱好方面，慈禧喜欢看戏、练书法，这些业余爱好也成为她养生的一个重要组成部分。看戏能使人身心处于一种放松的状态，练习书法时头要正，两肩放松，提肘旋腕，背直胸张，排出杂念，与气功或太极拳的一些要求不谋而合，松中带紧，柔中带刚，对身体是一个很好的锻炼。

就政绩而言，慈禧的确没有可圈可点之处，但她在美容养生护肤方面却的确有值得我们借鉴的地方。囿于现实条件我们不可能做到和她一模一样，但却可以选取其中适合我们的一部分，并加以改进，找到适合我们的方法，实现我们对健康、美丽和青春的追求。

小贴士：珍珠粉外用加内服，鸡蛋清敷脸，淘米水洗头，多吃清淡食物，发展几个有益于修身养性的兴趣爱好，能美容养颜、延缓衰老！

体干燥热体质的调养经

根据规律，金、木、水、火、土，每一种类型的人都有一些外貌上和性格上的特点。那么，五行中的金型人有哪些典型特征？金型人的亚型特征是什么，受哪些体质的影响？金型人在饮食调理方面应注意哪些问题？下面，北京中医药大学教授，中国中医研究院漆浩老师将为我们讲解金型人的保健和养生。

金型人的典型特征

从外形上看，一般来说金型人骨架子偏大，他们拥有方方正正的轮廓，看起来很有型。金型人的手形给人一种刀砍斧剁般的感觉，五个手指基本上都方方正正的，从色泽上来讲黄里透白，手掌的纹理深而有力。总之，金型人的手会让人感到很有力度。如果跟一个金型人握手，会感觉很硬且有一点凉，因为他们是阴性体质的一种，但又不像水型人那样属于至阴体质，金型人属于阴中有阳的体质。

从性格上来讲，金型人性格坚忍偏执，让人感觉"一根筋"，执著且倔强。

从生理上来讲，金型人是以肺和大肠为主脏的。因为金型人是阴性体质，因此在春秋换季时日子就比较难过了。相较于其他几型人，金型人在秋天的时候秋燥更明显，因为他以肺为主脏，肺主呼吸系统，因此流鼻涕、鼻炎、鼻塞等都是金型人常有的症状。同时金型人还以大肠为主脏，因此还易患痔疮、大便秘结、大便干涩等病症。

金型人的两个典型亚型

金、木、水、火、土，五行人的手形各不相同，每一行体质人的手都有一个主形和四个亚形。金型人也是如此，它有四个亚形，不过下面只着重讲讲其中比较典型的两个亚形。

偏阳性的金型人，手形粗糙，手厚而干燥，由于缺乏水分手上会有毛刺。鼻子容易发干，全身的毛发也偏枯干。这类人一般是三五天一次大便，便秘很严重。咳嗽咳出来的痰是黄色的，且发干，如果是燥天或者夏天，还容易咳出一点血丝来，这说明肺部出现了一些问题。到比较严重的时候，鼻翼两边会感觉像烟熏一样。这类人容易口干，而且感觉喝多少水也不解渴，总是去舔嘴唇，舔完以后嘴唇就干化了，好像有两圈嘴唇一样。如果这类人有抽烟的习惯，到中年以后，特别容易患肺气肿或老慢支等疾病，表现特征是咳不出痰。所以金型人一定要注意保护好肺部，尽量不要吸烟并且远离二手烟。

偏阳性的金型人在春天和秋天更要注意。因为秋季干燥，金型人在秋天时其本身的干燥程度也会加重。而春天的时候则容易

113

感染风寒患上感冒。所以在这两个季节，金型人平常要注意多补充水分，可多食用秋梨膏、龟苓膏或者百合、大枣等能够润肺、泻火的食物。

偏阴性的金型人，手形方正，手薄而白；咳出的痰一般是白痰，咳痰时吸进去的气多；活动量不能过大，少量的活动也会导致其喘不过气来，甚至跑两步就喘。如果严重的话，这种人睡眠时需要一个高枕头，因为让他平躺会喘不过气来。偏阴性的金型人在食疗方面可以考虑黄芪炖老母鸡，补肺气，如果放点大枣和百合功效会更好。

金型人的养生绝招

第一招：关注"鼓槌指"和拇指白点正常人的手指头，手指尖一定没有手指根部大。但患有老慢支和肺气肿的人，由于经常咳嗽，气血会冲击顶端，那么末端就会膨隆，五个手指就会像鼓槌一样，因此叫做"鼓槌指"。

手太阴肺经是金型人主要的经脉，肺一旦出现问题，拇指上一定会有表现。拇指内侧靠近食指的位置，有一个穴位叫少商穴。少商穴是肺经的井穴，肺气即从此处发出。如果肺部出现感染，此处会有出血、充血或者波动性疼痛的表现；如果肺部发生占位性病变，比如肺癌、肺结核，少商穴附近就会出现一些白点。

因此对于"鼓槌指"和拇指白点，我们一定要给予足够的重视。如果手指的末端变得粗大充血或者大拇指内侧靠近食指的位置出现白色的点，就要留心了。这两种情况一旦出现，就说明肺部很可能已经出现问题，要赶紧就诊。

第二招：固护门户防感冒

金型人养生最重要的一条就是要防止感冒从外部进入人的皮

毛，因为肺主皮毛，又主呼吸。要预防感冒，首要的是固护门户。金型人要固护的门户就是鼻、咽、喉。平常要多按摩鼻翼两侧的迎香穴，每次早上起来按摩 30～60 次就好，以保持鼻子通畅，活动鼻部的经络。另外提嘴角也是一个固护人的口和鼻的好方法，嘴角向上提 60 次即可。第三个动作是按摩咽喉部位，也是 60 次。

第三招：捶胸拍背利肺气

在洗澡的时候捶胸拍背能把肺里的肺气排出去，是利肺气一个很好的方法。不过拍的时候要讲究方法：第一要有节奏，第二要在脊椎的两边有节奏地拍，不要太重。如果没人帮忙可以用空气锤。

广播体操里面有一节是弓箭步动作，即一脚在前，一脚在后，经常做此动作也可以帮助我们开胸排气。

第四招：九转摩腹养护大肠

关于大肠的保养可以采取九转摩腹法。按摩的方法分三步：第一，揉两乳之间的檀中穴，利于肺气下行。第二，揉肚脐部位的神阙穴，起一个承上启下的作用。第三，揉小腹，引导肺气到大肠。通过按摩，大肠得到了充分的运动，有利于大肠的养护。

小贴士：金型人脏器检查与按摩：观察自己是否出现拇指白点和"鼓槌指"；按摩鼻翼两侧迎香穴，固护门户防感冒；捶胸拍背利肺气；九转摩腹养护大肠。

气血不畅体质的调养经

说到木型人，我们的第一感觉是该种体质的人的手形又短又粗，那么真实情况到底如何？木型人又有哪些典型特征？木型人的亚型特征是什么，受哪些体质的影响？木型人在饮食调理方面应具备哪些知识？下面，北京中医药大学教授，首届中华全国中医药科普学会常务理事漆浩老师将以其独有的轻松和幽默为我们讲解木型人的保健和养生。

木型人的典型特征

一般来说，木型人体型苗条，身材挺拔，手形长方，手指像柳条一样，既柔软又笔直，可以用"春风摆柳"一词来形容该体质人的手形。比如隋唐时代的佛像，手指纤细修长，手型舒展，造型非常优美。木型人的情绪容易受天气影响，波动较大，尤其是春天，容易多愁善感，比如《红楼梦》中刻画的人物林黛玉就是木型人的典型代表，文中描述她因看到花瓣萧萧落下，引发她的怜悯之心，继而感到悲伤。木型人善思博学，外貌有艺术家和诗人的气质，此种体型人多为画家、音乐家、作家等。所以，纤细柔弱、多愁善感是木型人的典型外在特征。就体质而言，木型人的体质也易受到天气的影响：夏天，木型人体质偏阳；冬天，木型人体质偏阴。比如在夏天，如果女性木型人的气息不能抒发，常会在两胁处淤积，表现出胸闷，乳房胀痛的症状。女性木型人本身体质偏阴，在冬天或情绪低落时，情绪抑郁，多愁善感。在生理方面，通常会表现为例假推迟。但当情绪逆而化火有点暴躁时，例假则会提前。何种表现可以判断人的体质是偏阳还是偏阴？一般而言，阳性就是功能亢进、热烈，阴性是柔弱、低垂、衰微。

木型人的两个典型亚型

金、木、水、火、土，五行人的手形各不相同，每一行体质人的手都有一个主形和四个亚形。木型人也是如此，它有四个亚形，不过下面只着重讲讲其中比较典型的两个亚形。

第一种是手形短粗的木型人，这类人体质偏阳。这个特征和火型人的手形比较相像，这主要是由遗传因素决定的。比如父亲是木型人，母亲是火型人，孩子可能是纯粹的木型人或火型人，但也极有可能生出手形短粗的木型人。因为他既继承了母亲火型人的体质，又继承了父亲木型人的性格，所以这种手形类型的人情绪也会抑郁，但是他是向阳性方面发展的，所以这一类人的火气一般是会释放出来的，不会憋在心里，且无名火特别多，兴奋时表现亢奋。手指短粗的木型人，由于肝气压抑得很厉害，他发出的火是肝火，肝和胃距离很近，所以肝火首先伤到胃。这种手形的人如果发火，可能会引发胃出血。也就是说，手指短粗类型的木型人不仅容易得肝病，还比较容易会得胃病。因此说这是比较典型的手形之一，郁而化火，表现激烈。

第二种是手形方正的木型人，这类人体质偏阴。这种手形和金型人的手形相似。这种手形的出现也与父母遗传有关，如父亲是木型人，母亲是金型人。从五行来讲，金型人比较强势，会克制木型人的某些特征。如果该手形的人木型特征偏阴性，就有向金型人转化的趋势，所以略带方形手的木型人，会表现出阴盛的状态。

木型人的饮食与养生

木型人需要特别关注的脏器是肝。肝脏喜欢调达，不喜抑郁。肝气要有所流动、顺畅，肝脏才会健康。所以，木型人的饮食调理主要以养肝血为主。

尤其是手形短粗的木型人，这类人更容易抑郁、上火，因此要特别注意饮食上的调理。比如，可多吃点酸性食物，因为酸可柔肝。虽然肝脏本身是个阴脏，但是肝性多表现为阳性特征。酸枣仁、醋以及中药白芍等天然酸性物质，由天地之气化生，都能起到收敛肝气的作用。酸枣仁能够养肝血，同时又能安心神，既能降火，又能补充肝血。经常食用可以缓解烦躁情绪，因为它能够补充阴气。中医里提到，酸主要入肝经，在食用酸性食物时要根据实际情况配伍甘、苦两味，如肝火较弱，配甘；肝火旺盛，则配苦。

除了酸性食物，花在木型人的日常养生中也十分重要。中医里提到，花香行气。在平时的生活中，当我们情绪低落时，走进花园闻一闻花香，心情就会轻松很多。古时深锁闺中的大家闺秀，与外界联系甚少，为了缓解压抑的情绪，家里和身上都会挂上香囊，在香气萦绕的环境中，保持一种轻松愉悦的心情。现在，佩戴香囊可能不大现实，但我们可以通过喝花茶来调节情绪。

女性木型人，在情绪抑郁的情况下，建议经常喝一喝花茶。比如玫瑰花，就是典型的养肝行气的植物。玫瑰花茶既能养肝血，又有美容养颜的作用，同时能够梳理肝气，使情绪不那么急躁。

关于玫瑰花的功用，这里还有一个有趣的小故事：古时候，有一个女子，因为非常思念她远在他乡的夫君，情绪变得很低落。一日，她到花园中散步，看到满园红色的玫瑰花，想到夫君走时穿着的红袍，触景生情，随即把玫瑰花摘下来带回家。有一天她情绪非常糟，不知该如何是好，看到已经变干了的玫瑰花，就揉一揉给吃了，吃了以后心情反而变好了，身体的一些疾患也消失了。她很不解，去问当地的大夫，大夫告诉她，玫瑰花有行气活血的作用，疏肝理气的效果很好，而且补而不腻。

玫瑰花的功用现在已经为越来越多的人所熟识，不仅是在我国，国外也有很多地方将玫瑰做成各种饮品来饮用。比如在新加坡，玫瑰奶茶在年轻女性中就是非常受欢迎的一种饮品，这种饮品在当地非常流行。玫瑰奶茶的作用与逍遥丸的作用有些相近，所以我们也叫它"天然逍遥丸"。玫瑰奶茶的制作工艺并不复杂，自己在家中完全可以制作。

这款奶茶的做法是：准备玫瑰花苞 3～5g（30 朵花苞的重量大约为 5g），可根据自己的情况酌情加减玫瑰花的数量。用热牛奶冲泡玫瑰花，静置 2～3 分钟即可。冲泡玫瑰花茶的过程也是修身养性的过程。在饮用的过程中，你的视觉、味觉和嗅觉都会感到非常愉悦。

在花草茶中，除了玫瑰花，月季花也是非常好的，它不仅有玫瑰花行气的功效，还有清热解毒的作用。因此，女孩子喝花茶可以用月季花和玫瑰花两种相配。再有就是桂花，也可入肝经，明目作用非常好，同时也有行气、通经活络的作用。

不过，需要注意的是，花茶虽然有很好的保健功效，但是每种花的花性不同，也有寒热虚实之分，比如梅花是温热的，菊花是清凉的，两种配在一起喝，就会功效相抵，起不到应有的作用，且味道混杂、串味。

小贴士：由于玫瑰花含酸，用热水冲泡后空腹饮用会对胃部形成刺激，而牛奶则能有效缓解这种刺激，更有利于玫瑰中营养物质的吸收。

喜吃膏粱厚味型体质的调养经

在五型人当中，有一种类型的人天生福相。此类人体形圆润，身材丰满，性格稳重和缓，体质平衡。观察一下他们的手，会发现他们的手都是肉肉的。这就是五型中的土型人。北京中医药大学教授，中国中医研究科学院漆浩老师将为你讲述三种典型土型人的养生保健方法。

每个人生下来都有自己的体质。那么这个体质是怎么形成的呢？简单一点说，我们可能同时具备木、火、土、金、水这五种特性，但是我们的身体可能总会偏向其中一种，因此就有了不同的体质。在五行里面最符合古典美和最平衡体质的，就是土型人。

土型人的典型特征

体形圆润，身材丰满，性格稳重和缓，体质平衡，是土型人的典型特征。

121

判断土型人有几个标准，手形是第一个标准。土型人的手饱满而且比较温暖，手纹相对柔和。第二是看体形，土型人体形圆润，身材丰满。第三看性情，土型人性情温和，遇事不急不慌，颇有大将风度，相对来讲这种类型的人在人际关系方面一般都会处理得很好，因为他比较中庸，不会走极端。第四，从生理角度来讲，土型人是天生的美食家，肠胃好，食欲强，消化吸收能力也很好，这也是他们会变得体态丰盈的原因之一。所以说土型人是很有福气的。

　　手形饱满的土型人体质是最典型的，叫正形。这类人的个性偏向于实，身体从虚实来讲属于比较实的体质，正气比较旺盛，抵抗力比较强。这类土型人，手指的节与节之间都是非常饱满的，北方人形容叫"喧腾"，如刚蒸出来的馒头似的。从生理的角度讲，这类人的食欲都比较旺盛，喜欢吃膏粱厚味，而且喜欢甜食。所以在年轻的时候就容易长疖子或粉刺。

土型人的典型亚型及相应的养生

　　和其他几型人一样，土型人也有一种主形四种亚形。这里主要讲其中两种亚形。第一种亚形，手形很瘦，如同竹节。这样的情况很有可能是暴饮暴食造成的。由于土型人的脾胃很健康，所以在饮食方面容易不加限制而走向反面，使原本很健康的脾胃变得虚弱，进而开始消瘦。像这样的人，我建议从养胃开始，多喝小米粥、大米粥和八宝粥等粥品。肉粥和甜粥要少喝，因为它们不易被吸收。最养人的粥其实是白米粥，因此一开始的时候可以从喝白米粥开始，然后慢慢加入山药，之后可以渐渐过渡到薏米山药粥、五豆粥等。五豆粥中，扁豆有健脾的作用，绿豆既可健脾又可泻火，黄豆健脾利湿，红豆健脾泻心火，黑豆健脾又能补肾，都是不错的食物，但不能在脾胃非常虚弱的时候食用，而是要按照前面的步骤，一步步过渡到五豆粥。

食疗之外我们还可以辅以按摩。按摩时，将手心对着肚脐推转，先按顺时针方向推转，然后按逆时针方向推转，每个方向推转九圈。顺时针转的时候以吸气为主，长吸短呼；逆时针转的时候则恰恰相反，长呼短吸。做这个动作的时候胃部会有暖暖的感觉，同时会感觉到唾沫好像有一种清甜的味道，把唾沫咽下去，也能起到健胃的功效。不过要注意，空腹和太饱的时候不要按摩。

第二种亚形，手形呈圆柱形，手指有点像圆锥形，体质虚实相兼。这种类型的人要多食姜，生姜是降逆的圣品，所以平时做菜的时候多放一些姜丝。在运动方面，这类土型人就要注意在走路的时候上半身要活动起来，胳膊要摆起来，让胃气有一个调达向上的趋势。再有就是平常要多喝水、多喝粥，比如生姜粥和大枣粥，效果都不错。

土型人的保健养生主要是记住六个字"管住嘴，迈开腿"。

小贴士：土型人的保健养生重点在调理脾胃。简单总结为六个字：管住嘴，迈开腿。

火旺暴躁体质的调养经

火型人，从字面理解的话，很容易让人想到风风火火、脾气火爆、热情如火这些形容词。火型人真的具有这些特征吗？在平常的保健养生中，火型人又该注意些什么呢？北京中医药大学教授，中国中医研究医学院漆浩老师将为您讲述火型人的典型特征和养生。

火型人的典型特征

正如上面提到的那样，火型人的确和风风火火、脾气火爆、热情如火有缘。

从长相来看，火型人面色红润有光泽。比如张飞，面色红到发黑，关羽也是，面色发红。从中不难发现，古人惯用红色来代表忠诚和热情。

从脸形来看，大部分火型人头部都比较大，下巴有点尖。

从手形来看，火型人手形的正形，就是典型的手形，像一个火把一样，红彤彤的，而且这种红润遍布整个手掌。其手指比较粗犷，线条比较粗。

从生理和性格来讲，火型人一吃辣椒就容易长痘，脾气比较暴躁，容易冲动，做事风风火火。有一句话用来形容火型人最合适不过了：冲动是魔鬼。

其实我们中国人里有相当一部分人就是火型人。我们不妨举小说《水浒传》中的几个例子，如果按照五行分分类的话，这部小说里有火型体质特征的人就很多，比如霹雳火秦明，急先锋索超。他们一个是霹雳火，一点就着；一个是急先锋，凡事第一个冲出去。这就是火型人的典型特征之一。

火型人的这种性情性格，往往容易使他成为一个带头人，但也可能会把天捅一个大窟窿。火型人这种比较热烈冲动、不计后果的性格特征，现代医学有一个说法，叫做"燃尽型人格"。就是说这种人像蜡烛一样，他要燃烧、要燃尽。这个其实从五行来讲也是有道理的。火型人在五行体质中属于最阳性的、纯阳性的体质。

火型人的两个亚形

阳中有阴，阴中有阳，因此即使是火型人这样纯阳的体质也有阴阳之分，分为偏阳和偏阴两种。

第一种，手形粗大的火型人偏阳性。这种类型的人，五根手指都很粗大，手掌相对偏小，是一种阳中之阳的体质，也就是说他暴躁的性格更明显了。有的人年纪轻轻就患有急进型高血压，所谓急进型高血压，是指二十几岁的年纪血压就突然上升，一下就突破一百了。这种高血压有的是遗传性的，有的则是后天突然发作的。而在急进型高血压患者当中，火型人占相当大的比例。这类人一到夏天就出汗不止，跟熏蒸似的，而且经常伴有眼睛发

125

红、口气不好的症状。之所以如此，是因为这类人身上都是火，这些"火"总要找个出口发出去。这类人经常会有咽喉疼痛的症状，舌头是红干的，有的舌苔还长毛刺。一摸他的脉，脉象宏大，特别有力。由于他心火比较旺盛，所以容易失眠、头疼，疼得厉害的时候好像头被劈开了一样，同时还伴有眩晕。

另外一种就是偏阴性的火型人。这种类型的人俗称"萝卜手火型人"。什么叫萝卜手？顾名思义，是说这种类型的人，手掌部位跟萝卜似的，较粗大，但是手指倒不是显得很大。这种人的"热"和偏阳性的火型人不同，它是"阴阴"地来的。打个比方，如果说偏阳性的火型人的热是火锅，这个就有点类似于慢性烧烤。这类人的脸发红，脸上容易出油。双手经常发热、发痒，抓挠的话会掉皮屑。他们的舌头发红，眼睛发干，鼻子严重缺水。而且这种缺水的症状不是通过喝水就能补充和缓解的。这种特征就是火型人里偏阴性的，是阴虚导致的火旺。

火型人的养生保健

上面介绍的两种类型基本上都是火旺，因此在调理方面主要是降火，不过根据类型的不同，降火的方法也有所不同。

我们先介绍一下偏阳性火型人的降火方法。手心粗大的火型人在饮食上要多吃苦，即苦味的东西。比如苦瓜、莲子心、黄连等泻火的苦味食物都是不错的选择。苦有很多种，苦燥、清苦等。如说茶叶的那种苦，也可以帮助这种类型的火型人泻火。之所以用苦，是因为苦味食物一能泻火，另一方面也能够通大便。

而偏阴性的火型人属于阴虚所导致的，因此在调理时一般用甘凉的食物。比如沙参、西瓜这样味甜而性寒的食物，因为性凉而味甜的食物有滋阴泻火的功效。

上面讲的是饮食调理的方式。另外，精神、情绪的调理也非常重要。我们都知道，有的孩子小时候火气很大，有的家长在孩子发脾气的时候会把他关在小屋里，让他哭，等他哭到哭不出声来的时候再把孩子放出来，之前不管他在里面怎么喊都不管他。其实这是败火的一种方式。如果爸爸妈妈有一方脾气很大，属于火型人，这种体质可能会遗传给孩子。那么怎么判断孩子是不是火型人呢？火型孩子最大的一个特点是夜啼，就是一到晚上就哭，而且哭的声音特别高亢。之所以出现这种情况，是因为火型孩子本身是纯阳之体，较其他体质的孩子更容易上火，所以会夜啼。这是很常见的一种情况，不过并不是就没有办法调整了。比如南方人有时候会用黄连或其他一些比较苦的药煎出来一小碗药汁，然后用白色的纱布蘸一点药汁，在小孩的口腔上涂一涂，帮助孩子泻火，夜啼的症状就会有很大改善。

　　火型人属于纯阳体质，因此容易上火。如果是偏阳性的火型人，就应该多吃一点苦味偏凉性的食物；如果是偏阴性的火型人，就应该多吃一点甜味偏凉性的食物。同时还要在情绪方面好好调节，舒缓自己的心情。作为家人和朋友我们也要给予火型人足够的理解，如果他们发发火能舒缓情绪，使体内的火得以宣泄出去，那我们就要多包容。当然了，火型人最好不要通过发脾气的方式，可以用别的方式，比如说吼吼秦腔，约几个朋友去 KTV 大唱一夜。总之，最好选择一个正确的方式来发泄和舒缓情绪。

　　小贴士：偏阳性的火型人要多吃味苦性寒的食物；偏阴性的火型人则要多吃味甜性凉的食物。

怕冷畏寒体质的调养经

水型人在性格或者其他方面和金、木、土、火四型人有什么不同的地方？它又有哪些独特的外形特征和性格特征？北京中医药大学教授，中国中医研究科学院硕士漆浩老师将为您讲火型人的特征和养生。

水型人是整个五行体质中最偏于阴的体质，所以叫大阴体质。他跟火型体质是完全对立的：火型人体质是纯阳体质，水型人体质是纯阴体质。

水型人的典型特征

先从手形来看。水型人的手有一个很大的特点，那就是它的形状类似三角形，手的上半部分较尖。从手的颜色来看，则黄里透暗。

由于水型人的主脏是肾脏和膀胱，而肾又是主骨的，因此像水型人这样纯阴体质的人，骨相对于金、木、土、火四型人来说是比较弱的。

那么，在性格方面水型人又有哪些与众不同的表现呢？我们可以用三个词来描述水型人的性格特征：第一是内秀，其实也就是内向。水型人不像火型人那样张狂，也不像木型人那样善于表达自己，同时又不像金型人那样给人一种很酷的感觉。在很多时候，水型人不善于表达自己。这并不表示水型人没有自己的思想，他有自己的想法，只是不说出来而已。第二是沉静，爱思考。也就是说，一件事情在没有考虑妥当之前他是不会随便说的。第三，水型人跟他人总是保持一个适当的距离，与他人相处不卑不亢，且有一定的戒心。水型人是天生的思想家，往往在别人意想不到的时刻产生一些意想不到的举动，但他们做出的这些举动一定是经过深思熟虑的，而非一时心血来潮的结果。我们不妨举个大家都耳熟能详的例子：三国时期有一个司马懿，他在曹操面前从来都是不显山不漏水，尽管曹操也知道他是一个干才，但是没想到平常默默无闻、为人低调的司马懿竟然有问鼎天下的野心。曹操一生多疑，防这个防那个，最终没有防住低调少言的司马懿。司马懿就是特别典型的水型人，内秀但不外露，最终得逞大业。

水型人的两个亚形

水型这一型里面还分五行，所以在性格方面还会有其他一些特质，包括手形也是不同的。每一个体质的人都有一个正形，另外还有四个亚形。四个亚形是根据其阴阳偏盛偏衰来分的。虽然水型人是一个纯阴之体，但是阴中有阳，阳中有阴，因此水型人里又分出两个主要的亚形，第一种是扁平手形的水型人，体质偏阳性，是水型人里相对活泼的。扁平手形的水型人双手柔弱无骨

129

掌纹很浅。第二种是两只手很瘦很瘦、看起来非常柔弱的水型人，这种人手掌的纹理奇凸，长得比较怪。

为什么怪呢？水型人由于以肾为主脏，肾是主骨的，水型人的骨气又不是很强盛，所以为了抵消骨气的不足，骨头往往长得很奇特。扁平手就是一种，扁扁的，骨头不能饱满地支撑起手部的形状，使他们看起来双手好像是画出来的，立体感不强。

如果手部扁平且奇凸，这类水型人手上的掌纹是比较乱的，而且颜色很深。这说明阴寒凝滞得比较严重，阴寒盛则气血流通不畅，所以就呈现出一种较暗的颜色，加之水性是收敛的，所以手部还会出现一团一团的相对比较暗的颜色。这种类型的人手部薄薄的，一看就没多少手劲儿，他们的关节还经常疼痛。奇凸的手指甲整个儿是翻开的，指甲扁平而且很薄，表现在身体的其他关节部位，就是这类人很瘦，关节部位大。这样的人容易得关节类病症，如类风湿性关节炎以及痛风等。水型人一到冬天，手足就经常是冰凉的，摸其脉象，就好像是鱼游在冰冻的水底一样，感觉若有若无，阳气完全被制伏在底下了。

水型人的主脏是肾，因此它的另一个特点就是夜尿特别多。尤其是人到中年以后，一个晚上多的话要排十几次小便，小便的颜色很清，一点浑浊都没有。这是因为阳气不足，肾阳虚造成的。一般，这种类型的人畏冷，一到冬天，别人穿两件衣服就行了，他穿三件还觉得冷。

水型人的养生

水型人一般有胃寒、畏冷、手足不温、夜尿多、大便稀、下利清谷（俗话说就是吃什么排什么）的症状。要改善这种体质，就要从多方面进行调理。

130

首先是食疗。水型人的食疗一般以冬季为主，因为水型人是阴寒体质，冬天是他阴气最足、阳气最衰的时候。因此，在冬季给他进行适当的补阳是最合适的。在这里向大家推荐一道汤品：当归生姜羊肉汤，温补的效果非常不错。

水型人的调理除了食疗方法，还有不少其他方法，比如艾灸，就是灸法，这是最适合于水型人的一种疗法，因为水型人是纯阴体质，而艾灸是温热的。不过，艾灸最大的问题是取穴。所以，在艾灸时要注意：第一，如果是水型人，先要判断他冷在什么地方，虚在什么地方。如果是以生殖系统和肾虚为主，就要灸三阴交穴。该穴位在内踝上三寸处，上三寸怎么找？把我们的四根手指横向并拢，四根手指的宽度大概就是三寸。找到三阴交穴以后，将艾条点燃，艾熏该穴位。如果嫌这样艾灸太麻烦，可以在三阴交穴处放一块姜，然后把点燃的艾条贴在上面，艾条隔着姜片熏，安全又方便。艾灸的时间，一般初次是十五分钟到半小时即可。一说到艾灸，很多人就会想到刮痧。在这里我要提醒一下，刮痧适合于热性体质的人，所以水型人是绝对不能刮痧的。因为水型人属于阴寒体质，本身就阳气不足，刮痧则会伤害人体的阳气。

五行养生建议

第一，认清自己的体质。我们每个人的身上都有木、火、土、金、水这五种偏性，当某种偏性明显强于其他偏性的时候，就变成了这型人。比如，一个人身上火的偏性强于其他偏性，那这个人就是火型人。

第二，有的放矢。体质不同，养生保健的方法也不同。阳性体质要预防上火，阴性体质就要预防内寒，土型人要预防食欲过旺所导致的脾胃内伤，金型人则要注意皮肤体表和上呼吸道感染的预防等等。

第三，掌握一些不同体质的养生方法。方法并不复杂，无非以下几个：一饮食，二心理，三医药。饮食酸苦甘辛咸，各入五脏六腑。对于五行人来讲，水型人适当入咸，木型人适当入酸，土型人适当入甘，这是五味的调理。

第四，克服自身对待疾病的态度。水型人属于纯阴体质，这类人大部分有恐病的心理，因此水型人要抛弃自己对疾病的畏惧。木型人则是疑病，总觉得自己有病，天天去医院检查。火型人则是有病但不去就诊。金型人则比较武断，认为如果自己生病了就一定是某种病，钻牛角尖。土型人的特点是有病不及时去看，往后拖延就诊时间。

第五，各型人都要作好心理上的调节。木型人要经常调理心情，不要让自己压抑；火型人要适当节制，不要让自己精力太旺盛；水型人要树立信心，乐观一些；金型人不要那么固执，把思路打开。

最后是运动调节。所有阴性体质的人基本都不怎么喜欢运动和锻炼，所有阳性体质的人大都过分热衷于体育运动和锻炼。因此，各种类型的人要注意调节自身的盛、衰状态，做到平衡养生。

小贴士：水型人养生，一是食疗，可以多吃些温补的食物；二是艾灸，根据具体情况艾灸不同穴位。

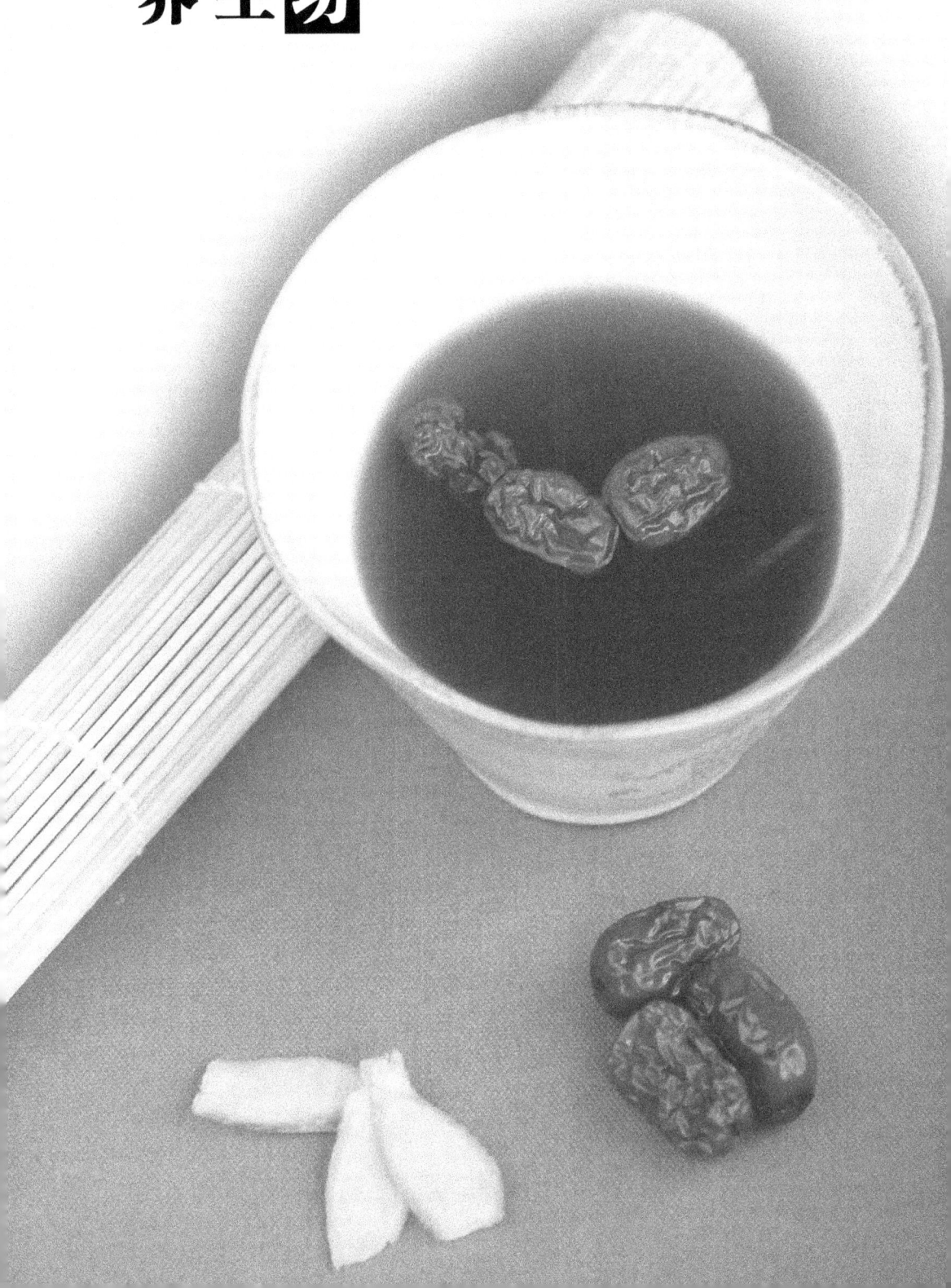

麻酱油麦菜

所需食材：油麦菜

芝麻酱

做法：

1. 油麦菜洗净，放入开水中焯一下，焯的时候不要盖锅盖。

2. 焯好后捞出，沥干多余水分，切好备用。

3. 将芝麻酱倒入小碗，搅匀，放入适量食盐，滴几滴醋和香油。

4. 将调好的芝麻酱汁浇到油麦菜上，一道清爽可口的麻酱油麦菜就做好了。

益母草鸡蛋汤

所需食材：煮熟剥皮的鸡蛋 2 个

益母草 15 克

桑寄生 15 克

红枣 3 颗

冰糖适量

做法：

1. 锅中放入 500 毫升水，然后依次放入包有益母草和桑寄生的药包、鸡蛋和红枣，先使用武火将汤水煮沸，然后改用文火煮35分钟左右，然后放入冰糖。

2. 由于药材和红枣的作用，通过熬煮，这道汤的汤色会变得非常红润。

3. 加入冰糖后就不要再加盖煮了，而是一直搅动锅里的汤，直到冰糖完全溶化。

4. 一道美味又养颜的益母草鸡蛋汤就做好了。

功效：调经止痛　美容养颜

贴心小提示：鉴于桑寄生和益母草至轻又散碎，我们可以用小布包把它们包起来缝好。孕妇或者有感冒发热症状者最好不要喝此汤。

五 神 汤

所需食材（药材）：荆芥10克

苏叶10克

生姜

茶叶

红枣

红糖

做法：

1. 荆芥和苏叶各10克缝入一个布包中，将装有荆芥和苏叶的药包以及生姜、茶叶依次放入锅中熬制。

2. 大概熬制 15 分钟后将红枣和红糖放入，直到红糖全部熬化，然后把药包从药汤当中取出。

3. 因为其他的如生姜、茶叶、红枣，我们可以直接饮用或者食用，所以只要把药包取出就可以了。

功效： 疏风　散寒　发汗　解热

香蕉芹菜汁

所需食材： 香蕉
　　　　　芹菜

做法：

1. 先把芹菜洗净、切成段，香蕉的两头去掉，也切成小段。

2. 把两种食材都切成小段是为了方便榨汁。

3. 芹菜和香蕉切成小段后，依次将切成段的芹菜和香蕉放到榨汁机当中榨汁，在榨汁的过程当中可以适当加入一些水，因为这两种食材的水分并不是很多。

4. 榨好以后可以根据个人的口味加一些蜂蜜，这道香蕉芹菜汁就做好了。

功效： 缓解忧郁心情　降压调经　消炎止咳

琥珀核桃仁

需要食材： 核桃仁

黄油

黑白芝麻

做法：

1. 首先把核桃仁放进微波炉里面加热一分钟，然后取出，加入黄油（黄油是已经融化的黄油）。

2. 黄油是牛奶里面提取出来的，非常有营养但脂肪含量比较高，所以我们不要加太多。

3. 接下来把核桃仁和黄油充分搅拌均匀，再加入蜂蜜和黑白芝麻，同样搅拌均匀。

4. 然后把搅拌好的核桃仁摆在盘子里，一个个摆开，等它晾凉之后就会变成香脆可口的琥珀核桃了！

功效： 健脑　健脾　有益肝肾

贴心小提示： 黄油一般都是冷冻的，所以要在常温底下把它化开。如果把黄油直接在微波炉里面加热，就会造成水油分离，做不出美味可口的琥珀核桃仁了。

杂蔬腊肠鸡蛋饼

所需食材： 蔬菜（豇豆、胡萝卜等）

腊肠

鸡蛋

做法：

1. 把所有的蔬菜切成丁，尤其是胡萝卜，切得越细越好。

2. 因为如果颗粒太大会影响鸡蛋饼的口感。

3. 接下来是腊肠，尽量将腊肠也切成很细的碎末，接下来把这几种切好的食材混合，放入微波炉中加热两分钟，然后取出，滴一些橄榄油。

4. 接下来就是非常关键的一味调料了——孜然烤肉粉。

5. 把它和其他食材搅拌均匀，盖上盖子，放入微波炉再加热两分钟，在加热的过程中打两个鸡蛋。

6. 两分钟过后，豇豆胡萝卜等蔬菜都已经熟了，将蛋液倒进去，盖上盖子，再放进微波炉里面加热一会儿就可以了。

7. 这个时间的掌握要根据家里面微波炉火力的大小来控制，一般一分三十秒就够了，以免烤得时间太长把蛋烤老或是烤糊了。

8. 不需要太复杂的工序，这样一道营养美味的早餐——杂蔬腊肠鸡蛋饼，就做好了。

功效： 疏肝明目，补充身体内的优质蛋白质。

138

鸡蛋西米露——消暑又营养

所需食材：西米

鸡蛋

西米并不是一种米，是用各种各样的粉，比如白薯粉，混合在一起，然后加工成的一种米。西米有小西米、中西米和大西米之分，珍珠奶茶里面的珍珠就是大西米的一种。

做法：

1. 锅中放入水，大火烧开，放入的水量大概是西米量的两到三倍，没过西米即可。

2. 水烧开后放入西米，西米不要提前放入，否则会烂掉或者化掉。

3. 在煮西米时，将鸡蛋打好放入其中，鸡蛋只要一颗就行。

4. 等西米煮开且呈透明状态时，再慢慢搅拌一会儿，放入两勺白糖，鸡蛋西米露就做好了。

5. 它热吃，能健脾胃；放入冰箱冰镇后吃则可消暑，是既美味又营养的佳品。

6. 对于胆固醇比较高或者不喜欢吃鸡蛋的人来说，可以用牛奶或者椰奶代替鸡蛋，做一道牛奶西米露或者椰奶西米露。

白灼小油菜　润肠通便又排毒

所需食材：小油菜

做法：

1. 烧一锅开水，把小油菜切成四瓣，水开后将切好的油菜放进水里焯一下，焯小油菜的水里面可以加一点油和盐，以使汆出来的蔬菜颜色鲜绿，口感清脆。

2. 油菜煮软之后就可以捞出了，将其均匀地放在盘子里面，撒上一点蒜末，加入调味的酱油、香油以及适量的盐，润肠排毒的白灼小油菜就做好了！

功效：白灼的蔬菜可以更充分地保留蔬菜中的营养。这道白灼小油菜具有促进骨骼发育、促进造血、降低血脂、解毒通便的功效。

韭菜花炒核仁　健脑又益智

所需食材：韭菜花
　　　　　　核桃仁

做法：

1. 先烧开一锅水，开大火，把核桃仁放进去，煮三分钟左右，在煮核桃仁的时候，把韭菜花稍微处理一下，去掉它花的部分，然后切成寸段。

2. 三分钟后将核桃捞出，接下来换炒锅炒制，先在锅中放少许的橄榄油，油热之后把韭菜放进去，快速翻炒。

3. 在闻到韭菜的香味且有些软的时候，就可以放进核桃仁了。

4. 然后放一些生抽、盐、鸡精，快速地翻炒一下，关火。

5. 一道益智健脑的韭菜花炒核仁就做好了，非常方便快捷。

功效： 健脑　益脾　助肾

韭菜当中的硫化物质对心脑血管比较好；核桃中有一种磷脂有益于大脑发育。

驱寒暖胃汤

所需食材： 冬瓜

金针菇

姜丝和枸杞

做法：

1. 首先把冬瓜切成薄片，姜切成丝，把切好的冬瓜片和姜丝同时放进锅中热水中。

2. 当冬瓜煮至六成熟的时候，放入金针菇和枸杞，再用小火焖大概五分钟，就可以出锅了。

3. 出锅之前放一点盐和鸡精，如果喜欢，还可以滴几滴香油调味。

4. 这样一道驱寒暖胃的汤就做好了。

功效： 这款暖胃驱寒汤最重要的就是姜丝，如果不放姜丝，只有冬瓜和金针菇，它就是挺凉的一道汤了。加上姜丝就能起到暖胃和中和的作用，因为生姜是非常好的暖胃食材。

松花蛋黄瓜汤

所需食材： 黄瓜一根

松花蛋两个

生姜少许

做法：

1. 将松花蛋切成四半，然后把切好的松花蛋放进煮开的水里面。

2. 在煮松花蛋的同时，将黄瓜和姜切片，也放入水中煮，水开后，再焖大概一分钟，放入少许的鸡精和盐，关火。

3. 一款保护心血管、提高智商的松花蛋黄瓜汤就做好了。

功效： 保护心血管　有利于智力发育

贴心小提示： 切松花蛋时，用刀切可能会将松花蛋沾在刀背上。因此在切之前，可以在刀上抹一些橄榄油或者食用油，或者干脆用线来切，这样切出来的松花蛋既完整好看，又不用去为粘在刀背上的松花蛋烦心了。

秋冬季节的滋补良品——栗子炒白菜

所需食材： 白菜

栗子

做法：

1. 大白菜洗净切好，切点儿葱花，待锅内油热后，将葱花放入炝锅，然后放入切好的大白菜，炒一会儿后放入剥好的栗子，翻炒几下，盖上锅盖焖两分钟。

2. 这段时间可以调一下水淀粉，待白菜煮软之后，加入水淀粉、盐和鸡精调一下味，再翻炒几下，一道鲜香爽口的栗子炒白菜就可以出锅了。

功效： 养胃　健脾　滋阴　润肺

冬日养生靓饮——番茄南瓜汤

所需食材： 番茄

南瓜

做法：

1. 先将南瓜切成片，放在一边备用。

2. 然后将西红柿切成小一点的丁状，如果希望它口感更好一些，可以把皮去掉。

3. 西红柿切好以后，放入烧热的油锅，快速煸炒，煸炒过程中可以适当地挤压，让西红柿汁更快地出来，以缩短它的烹调时间。

4. 当西红柿出汁很多而且已经软烂的时候，就可以把南瓜放入锅中一起翻炒了。

5. 翻炒过程是让每一片南瓜都沾上油和西红柿汁，待锅中的西红柿汁快熬干的时候，加入水，加水量能盖住所有食材就行。

6. 然后盖上锅盖，等大约十分钟左右的时间，西红柿和南瓜差不多都炖烂了，其软糯香甜的口感也差不多全部融在汤里面了，就可以开始调味了。

7. 适当加入一些盐和鸡精，再撒上一点儿葱花，一款香喷喷的番茄南瓜汤就做好了。

功效： 养胃助消化　排毒解毒

南瓜当中的果胶可以吸附在胃黏膜上，这样胃就会受到一定程度的保护，免受较粗糙食物的刺激。

炒冬瓜丝

所需食材： 冬瓜
　　　　　香菜
　　　　　辣椒
　　　　　花椒
　　　　　姜丝

蚝油

生抽

醋

做法：

1. 首先把冬瓜切成丝，放在一个大碗里并放少许的盐，腌制2~3分钟，搅拌均匀。

2. 接下来就是调汁了，准备一个小碗，加入蚝油、生抽、醋，同样搅拌均匀。

3. 汁调好之后放在一边备用。

4. 冬瓜腌好后，在碗里加入水，洗去多余的盐分，然后把冬瓜的水分沥干。

5. 准备工作都做好之后，就可以炒制了。

6. 开火，热锅，倒少许的油，油热之后，放入小辣椒、花椒和生姜炝锅，香味出来后放入切好的冬瓜丝，炒熟后浇上刚刚调好的汁，开大火收汁，收汁的过程当中可以加一些白糖，使这道菜更鲜。

7. 关火，将炒好的冬瓜丝盛在盘里，撒上一些香菜叶作点缀，一道实惠又下饭的炒冬瓜丝就做好了。

丝瓜炒栗子

所需食材： 丝瓜

栗子

做法：

1. 首先将丝瓜去皮，切成大概十厘米左右的长段，再把它从中间剖成四份。

2. 丝瓜切好后放在一旁备用。

3. 锅热后倒入一些油，油可以稍稍多倒一些，火要小一些，油温不能太高，把丝瓜放进油里面滑一下捞出。

4. 接下来就要把毛栗子炒一下。

5. 栗子选用已经炒熟的毛栗子就可以，放入锅中炒一下。

6. 接下来放入准备好的高汤，大火煮沸，加适量盐调味，高汤开了以后放入滑过油的丝瓜，一起炖煮。

7. 待汤汁收得差不多了，就可以关火盛盘了。

8. 最后撒上一些枸杞点缀一下，丝瓜毛栗子就做好了。

功效： 润肺止咳　益气补脾

毛栗子中有一种叫做核黄素的东西，对小儿久治不愈的口腔溃疡、口舌生疮有一定辅助治疗的功效；丝瓜性味平和，有疏通人体经络的功效。

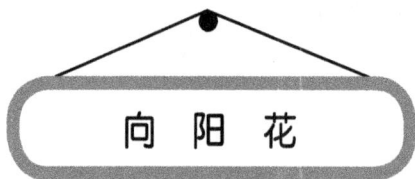

向 阳 花

所需食材： 娃娃菜

　　　　　鸡肉

　　　　　胡萝卜

　　　　　金针菇

做法：

1. 金针菇一小把去根拆散，胡萝卜切丝，将熟鸡肉撕成细细的鸡丝备用。

2. 将金针菇和胡萝卜丝放入开水中焯一下，再次水开三十秒后将金针菇和胡萝卜丝捞出，开始调味。

3. 加入生抽、醋、蚝油，喜欢吃芥末的朋友可以适当放少许芥末，不喜欢芥末的话放少许韩式辣椒酱亦可，最后放入鸡丝，将金针菇、胡萝卜丝和鸡丝搅拌均匀。

4. 如果调味时加入了韩式辣椒酱，就不需要再放盐、糖或者是味精等调味料了，因为辣椒酱里面已经有盐和味精了。

5. 然后将娃娃菜的叶子一片一片剥下来，洗净，放入开水中焯一下，当叶子稍微有一点软的时候就可以关火捞出了。

6. 最后开始摆盘，把娃娃菜平铺在盘子里，然后把刚刚调好的金针菇、胡萝卜丝和鸡丝放在中间，一道营养美味的向阳花就做好了。

贴心小提示：我们在汆烫蔬菜的时候要把握的一个原则就是时间越短越好，这样蔬菜的营养素流失就越少。

桂圆菠萝汤

所需食材： 红枣

菠萝

桂圆

147

做法：

1. 将削好皮的菠萝放在盐水里浸泡，因为菠萝含有一种叫做菠萝蛋白酶的成分，在盐水当中浸泡之后，菠萝蛋白酶会减少一些，增加菠萝的口感。

2. 浸泡几分钟后将菠萝取出、切好。

3. 然后将准备好的红枣剖开，这样在煮的过程当中它才能够更入味。

4. 接下来把切好的菠萝、红枣和桂圆肉全部放进锅里慢慢熬煮，大火煮开之后再用文火炖大约一小时左右的时间，等到汤汁收得差不多快干的时候，就可以关火了。

5. 在食用的时候可以在碗里面加一些冰糖。

6. 这款汤有补血、养颜、健脑的功效，特别适合年轻的女性和小朋友饮用。

功效： 补血　养心　安神　治疗失眠

贴心小提示： 挑选菠萝时，要买那种比较重的，越重说明它的水分越多，越新鲜。然后看菠萝表面的刺团，刺团越少越好。关于形状，椭圆形、两头大小差不多的比较好。关于颜色，要选择黄一些的，颜色黄一些的说明成熟度比较高。

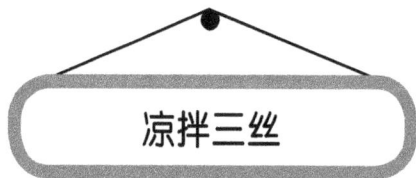

凉拌三丝

所需食材： 豆腐丝

粉丝

胡萝卜丝

做法：

1. 将豆腐丝、胡萝卜丝、粉丝分别焯水，粉丝焯水后要用冷水过一下，使其口感更好。

2. 三种食材沥干水分后调味，调料的顺序依次是盐、味精、少许鸡精、生抽、醋（白醋菜色更佳）、滴几滴香油，拌匀装盘后，撒上葱花，一道美味、清凉解暑、防癌抗癌的凉拌三丝就做好了。

姜汁豇豆

所需食材：豇豆
　　　　　　生姜

做法：

1. 将生姜切末后备用。

2. 将豇豆去筋、切段后焯水，焯水时，水中加少许的盐和食用油，不要盖锅盖，这样焯水后的豇豆颜色碧绿，非常好看。

3. 放调料的顺序依次是：姜末、盐、鸡精、糖、醋（白醋菜色更佳）、香油，将调料和豇豆拌匀后装盘。

4. 一道美味的姜汁豇豆就做好了。

5. 最后要提醒大家的是，身体虚弱，情绪抑郁的人，不宜多吃。

功效：健脾养胃　提高免疫力

法式红酒烩雪梨

所需食材：雪梨两个（去皮）

柠檬一个

法式红酒一瓶

做法：

1. 把雪梨去皮，放进锅里，倒入整瓶红酒，大火煮沸后用小火慢炖，让雪梨慢慢吸收红酒中的营养成分。

2. 然后把柠檬切片放入煮沸的红酒中，熬煮好以后不能马上食用，要放入冰箱冷藏十二个小时，让雪梨有充分的时间慢慢吸收红酒中的精华，然后食用，效果会更好。

功效：美容养颜　润肺止咳。

黄瓜小饭团

所需食材：黄瓜

米饭

柠檬

鸡蛋

火腿

做法：

1. 在做好的大米饭中加入一点糖，再加入适量的盐，用柠檬汁调一下味道，搅拌均匀，处理完毕放在一边备用。

2. 将黄瓜切成片，围住饭团，给我们的饭团做一个小小的围边。

3. 把火腿根据个人喜好切丁或者切片，切好后备用。

4. 接下来制作调味料，打一个鸡蛋，不要蛋黄，只取蛋清，加入个人喜欢的沙拉酱。

5. 一切准备好以后就可以制作饭团了。

6. 其实它有点像日本的寿司，但它是经过创新和改良的。

7. 制作饭团时记得戴上保鲜手套，蘸一点水或者油以防止黏手。

功效： 分解油脂，降低胆固醇。

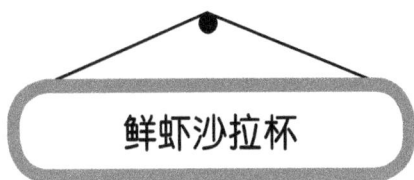

鲜虾沙拉杯

所需食材： 青椒

苹果

沙拉酱

鲜虾

做法：

1. 先将鲜虾处理一下，把鲜虾变成虾酱、虾泥。

2. 具体做法是找一个干净的保鲜袋，把虾仁全部放进保鲜袋当中，用刀背不停地拍打，把它打成虾泥。

3. 然后把虾泥全部放入开水中焯一下。

4. 由于虾肉是很嫩的，所以它一变色就要立刻关火，捞出来，不然就会太老。

5. 焯过水的鲜虾泥取出来之后要沥干水分，放在一个空碗中备用。

6. 接下来就是制作沙拉了，将适量沙拉酱（半袋就够了）和适量的胡椒粉搅拌均匀即可，放在一边备用。

7. 接下来要切苹果，将苹果切成小丁，然后把苹果丁放入刚刚调好的虾酱中，搅拌均匀。

8. 最后就是这道沙拉非常独特的一个地方了。

9. 一般的沙拉这样就可以吃了，但这道沙拉用到的"容器"是青椒。

10. 青椒含有非常丰富的维生素 C，把它从中间切开，去掉中间的部分，沙拉杯就做好了。

11. 接下来把虾泥和刚刚调好的苹果粒沙拉酱装进青椒杯中。

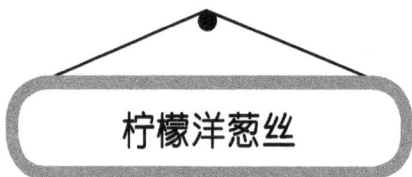

柠檬洋葱丝

所需食材：洋葱半个

柠檬半个

鱼露（调味料）

做法：

1. 将半个洋葱切成丝，切的时候可以在刀上蘸些水，这样就不会辣眼睛。

2. 切好以后放在一边备用。

3. 然后将柠檬皮擦成丝，也放在一边备用。

4. 接下来就是搅拌腌制了。

5. 找一个保鲜袋，将洋葱放在里面腌制一下，以使洋葱更入味。

6. 然后加少许的盐，摇一摇，让洋葱丝均匀接触到盐，腌制得更加均匀，大概摇晃四十秒钟就可以了。

7. 摇晃的过程中洋葱会慢慢变软，因为接触到盐之后洋葱会失掉一部分水分。

8. 摇晃好以后就可以把它放进盘子里了，再加入已经擦好的柠檬丝，放入少许鱼露用来提鲜和去除洋葱的辛辣味，再经搅拌均匀就可以盛盘了。

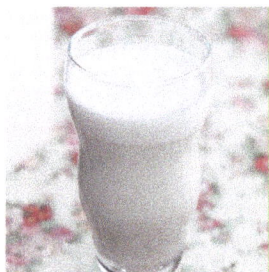

白雪飘香三仁行

食材：

鲜牛奶1盒250毫升

炼乳2汤匙

花生仁1汤匙

杏仁1汤匙

薏仁1汤匙

蜂蜜1勺

器皿：

三只小碗、搅拌器、锅

做法：

1. 将花生仁、杏仁和薏仁清洗干净，放入水中浸泡一会。
2. 将"三仁"放入锅中，加少量清水煮5分钟（无需煮到软，熟了即可）。
3. 将煮好的"三仁"放入搅拌器的滤网中，或者拿掉滤网，直接搅打。
4. 牛奶倒入锅中，加入炼乳拌匀，稍加热一下，即将沸腾时熄火。（提示：牛奶不宜煮沸，以免营养成分被高温破坏）
5. 加热好的牛奶倒入搅拌器中，启动搅拌器，搅打1分钟即可。

功效：美容养颜

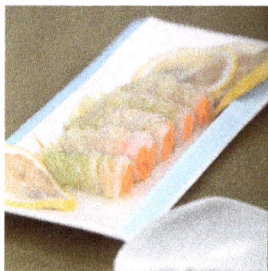

白玉珊瑚卷

食材：

白菜叶1片

胡萝卜2根

柠檬1个

白醋适量

蜂蜜适量

盐适量

橄榄油适量

糖醋汁适量

器皿：

锅、盘子

做法：

1. 片薄白菜叶并清洗，放入沸水中烫软，捞出沥干。
2. 胡萝卜去皮切细丝儿，放入盐和橄榄油腌制片刻。
3. 白菜叶铺平后，放上腌制好的胡萝卜丝。
4. 白菜卷起切成两段，加入柠檬汁、白醋、盐、糖，浸泡20分钟。
5. 将白菜卷切成菱形段备用，稍微淋一点糖醋汁即可。

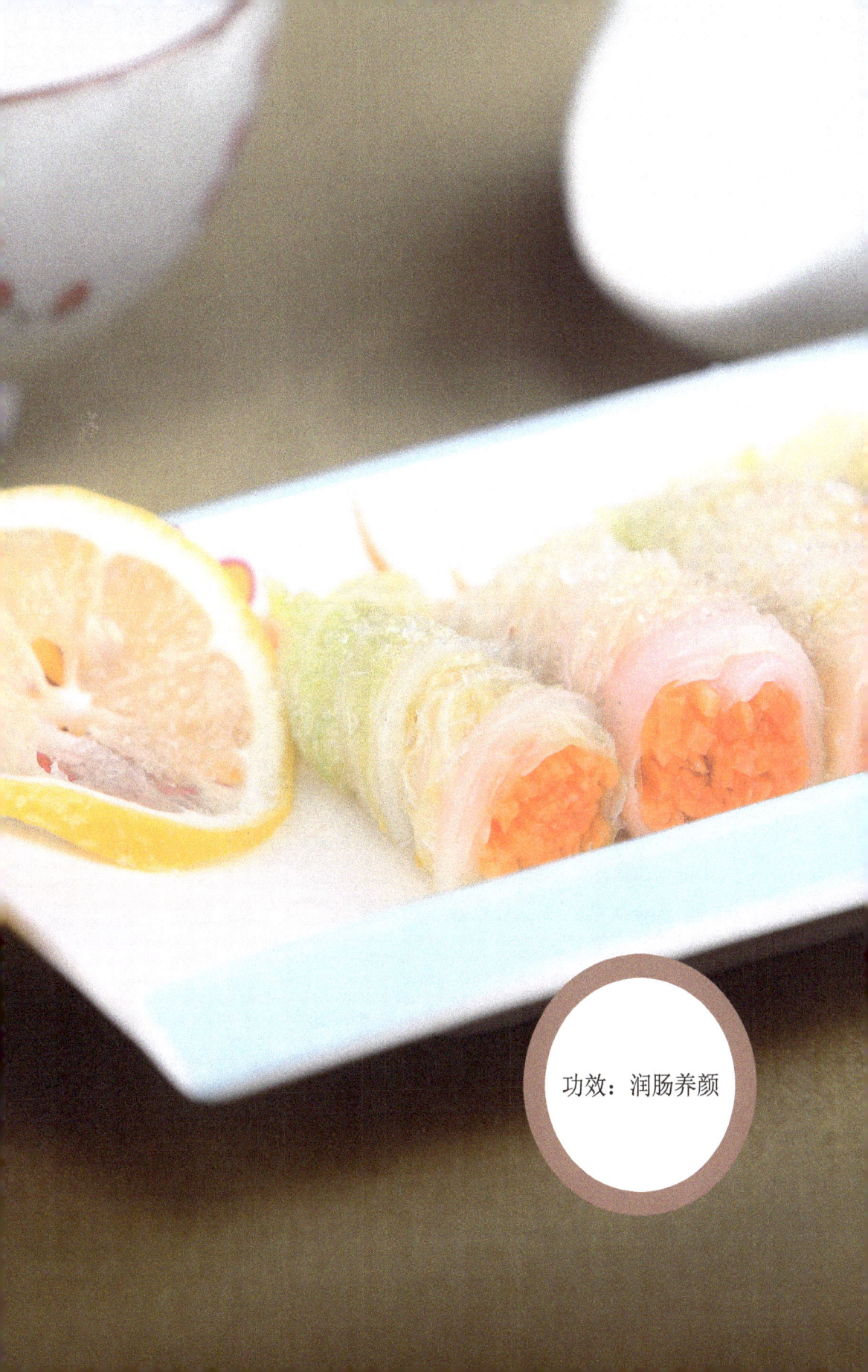

功效：润肠养颜

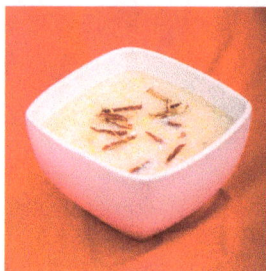

香蕉红枣玉米羹

食材:

> 糯米
> 玉米渣
> 香蕉一根
> 红枣
> 冰糖

做法:

1. 将糯米和玉米渣放入锅中熬煮，利用熬煮的时间将红枣洗净，然后将其剖开或者切片备用。
2. 因为香蕉容易氧化，所以可以稍晚一些再处理，待糯米煮到完全半透明的状态且玉米渣足够软烂时，将香蕉剥皮，切片备用。
3. 香蕉和红枣都准备好以后，看一看糯米和玉米渣熬制得如何了，如果已经煮到完全熟烂了，就可以将红枣和香蕉放进去了。
4. 此时，粥已经非常粘了，需要一直搅动它。放入红枣和香蕉后大约再煮15分钟左右，放入适量的冰糖，然后再熬大约15分钟，这道补脾养胃的香蕉红枣玉米羹就煮好了。

贴心小提示:

糯米和玉米渣煮熟烂之后都会很粘，所以如果不及时搅动，很有可能会粘锅。因此建议大家在煮粥过程中要随时搅动，以免粘锅。

功效：补脾养胃

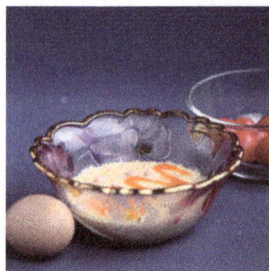

番茄豆腐鸡蛋羹

食材：

豆腐少许

鸡蛋2个

肉泥少许

盐适量

白胡椒粉适量

番茄酱适量

清水两杯

器皿：

玻璃杯、碗、蒸锅

做法：

1. 肉泥中放入盐、白胡椒粉，适量清水搅匀调味。

2. 把豆腐切块后放入拌好的肉泥中。

3. 将鸡蛋与两杯清水搅拌均匀，放入豆腐肉泥，再扣盘密封蒸15分钟左右。

4. 番茄酱搅拌加水煮至温热，浇在蛋羹上即可。

功效：助消化吸收

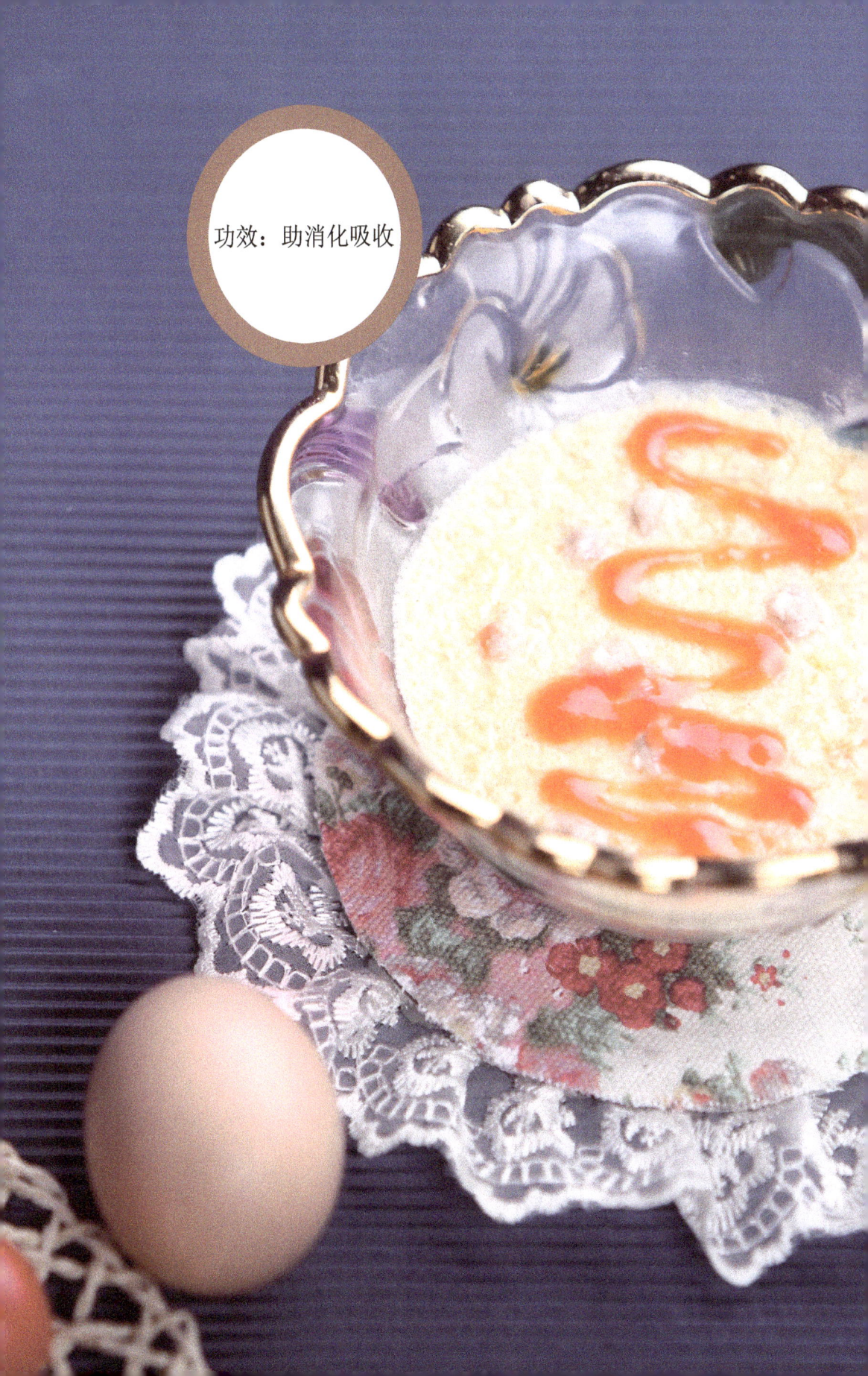

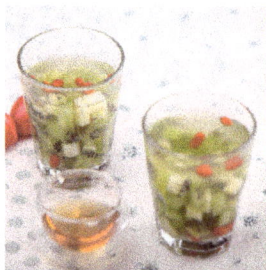

益母参竹茶

益母草5克
西洋参6克
玉竹20克
枸杞10克
半个奇异果（去皮）
蜂蜜适量

做法：

1. 先把三味药材，即西洋参、玉竹和益母草放入锅中，加水煮15分钟。
2. 奇异果切成丁，和枸杞一起放入杯子里面待用。
3. 药汁煮好后，倒入放有枸杞和奇异果的杯中，最后倒入适量的蜂蜜，一道健康养颜的益母参竹茶就做好了。

作用：

益母草有去瘀生新的作用；
西洋参能够静心、安神，提高记忆力，防止疲劳；
玉竹有滋阴润肺、养胃生津的功效；
奇异果含有维生素C，美容养颜。

贴心小提示：

若想在家中经常煮益母参竹茶，建议准备一个小的纱布包，用来盛放要熬制的药材，同时准备一个滤网用来过滤。

提醒：

腹泻者须小心服用。

功效：美容养颜
清热解毒

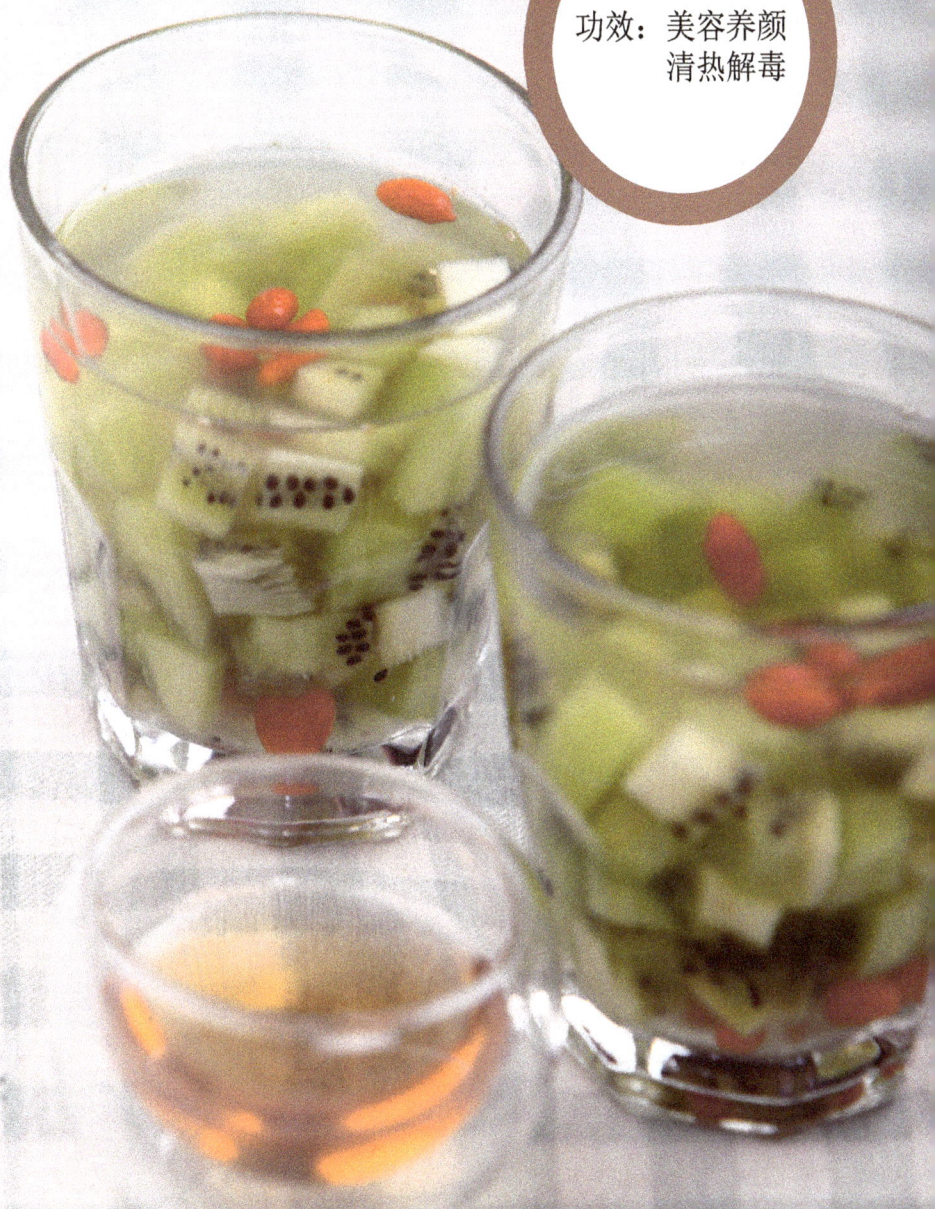

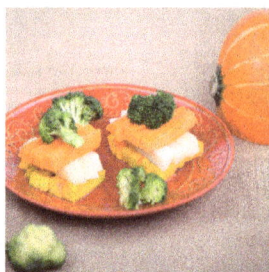

原味蒸蔬菜

食材：
胡萝卜1根
土豆1个
南瓜200克
绿菜花半只

器皿：
蒸锅、大汤盘

做法：

1. 蔬菜洗净，土豆基本去皮，并去掉皮表面的芽眼、发黑部分，切成大粗条。
2. 蔬菜一定要新鲜，土豆不要发绿。
3. 南瓜和胡萝卜切条，绿菜花掰成块。
4. 取一只大汤盘把蔬菜按南瓜—土豆、胡萝卜—绿菜花的顺序分层码好。
5. 上蒸锅大火蒸，5分钟后取出所有绿菜花，10分钟后取出胡萝卜，15分钟后取出土豆和南瓜（注意：用筷子能扎透就说明蒸好了。不要有硬心，蒸的时间按自己家的情况可略作调整）。
6. 放大盘中分四面码好，即可食用。

功效：补中益气

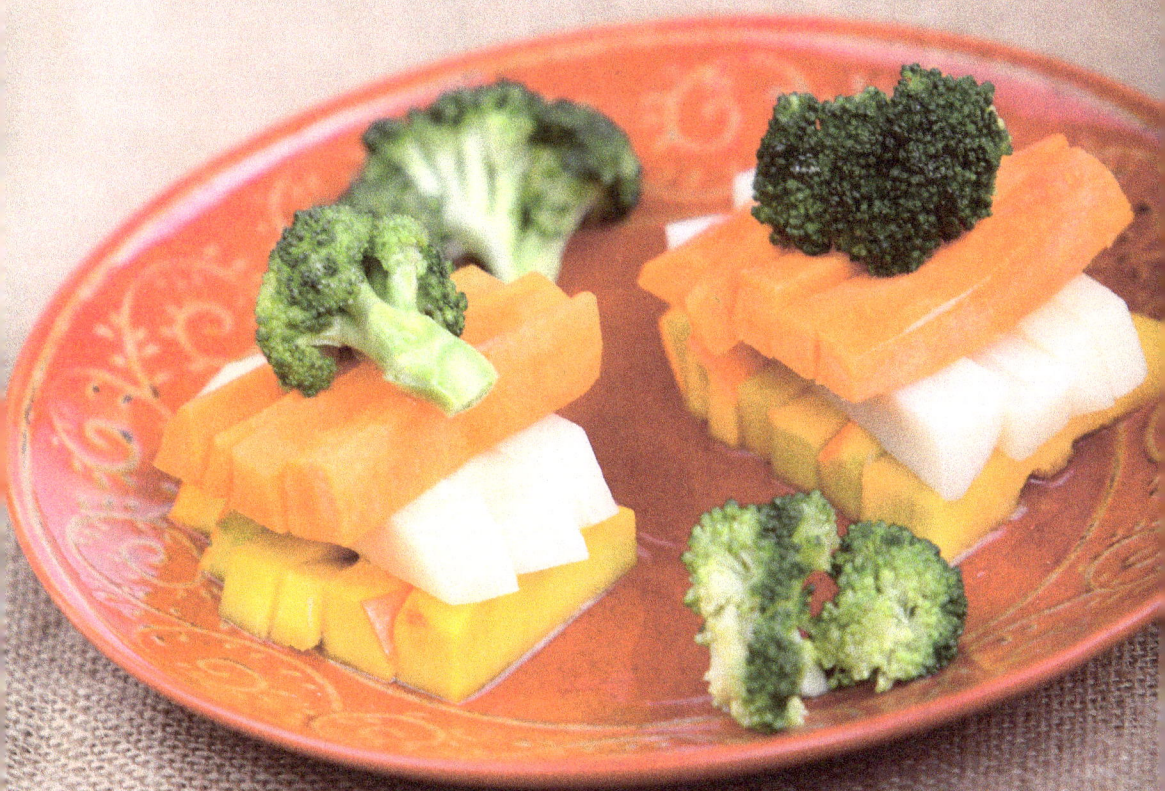

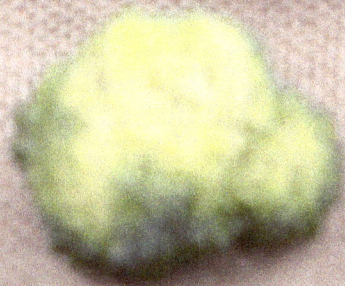

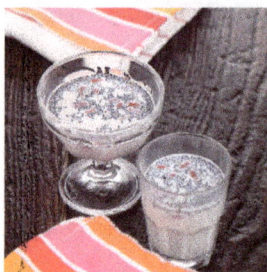

牛奶黑芝麻枸杞饮

食材:

牛奶适量

黑芝麻2勺（用碾碎的黑芝麻粉效果更佳）

枸杞适量

做法:

1. 牛奶加热，然后倒入玻璃杯，大概400毫升就可以。
2. 加入一大勺黑芝麻以及适量蜂蜜，搅拌均匀后再加入枸杞即可。

营养价值:

这个饮料最好是早餐时喝，因为早餐喝奶可以补充优质蛋白、维生素、矿物质等，而且早上是补钙的最佳时间。

蜂蜜有助于通便，可以润肠通便，尤其是在秋季。

黑芝麻是非常好的提供膳食纤维的食物原料。黑芝麻的表皮部分主要就是膳食纤维，它里面是不饱和脂肪酸，而且还可以提供丰富的维生素E。

枸杞中含有丰富的β−胡萝卜素和维生素E，有很好的保健作用。

贴心小提示:

这道饮品中加了两勺蜂蜜，蜂蜜富含果糖和蔗糖，能量也不低。所以这道饮品血糖高的人和糖尿病患者最好不要饮用。

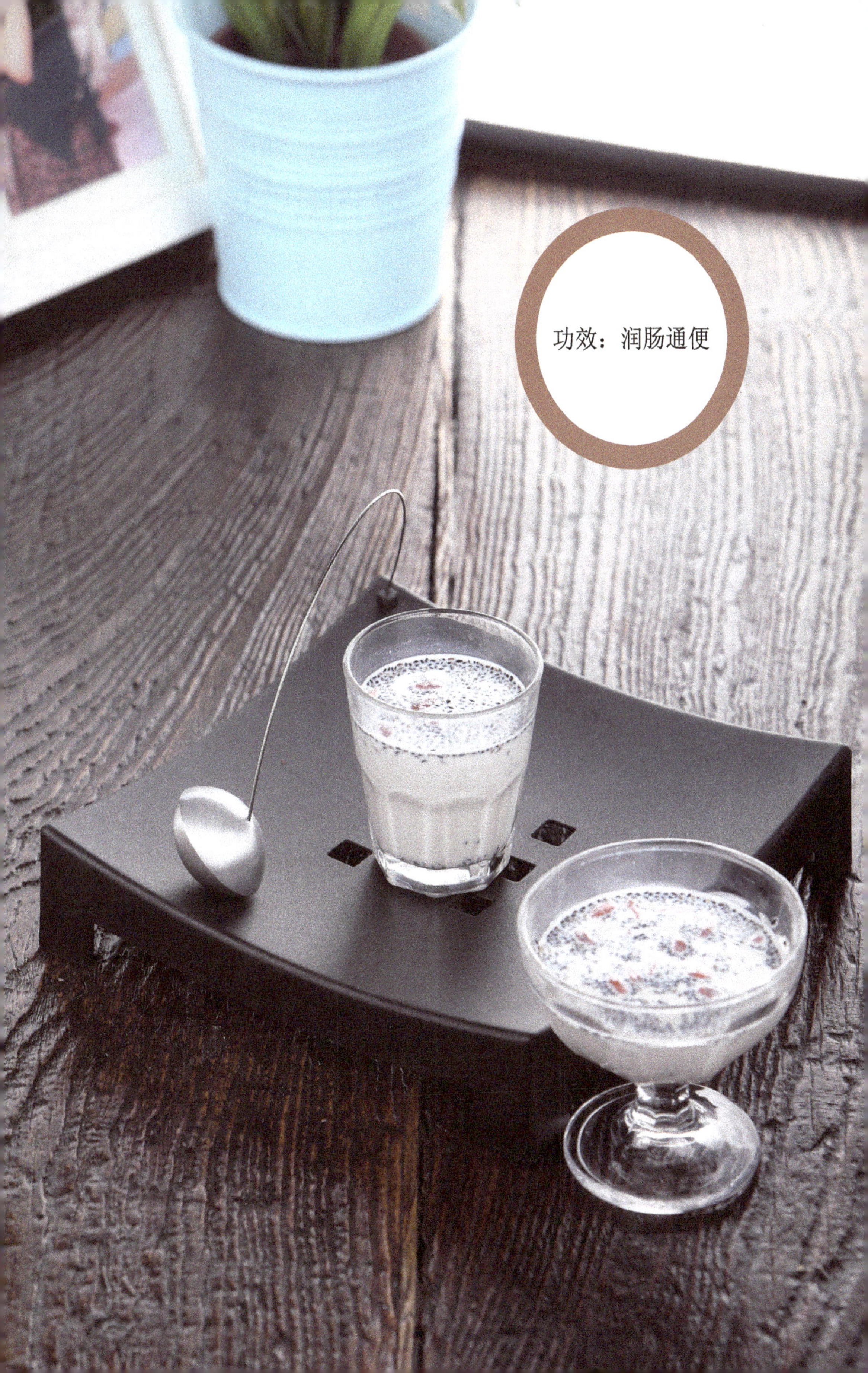

功效：润肠通便

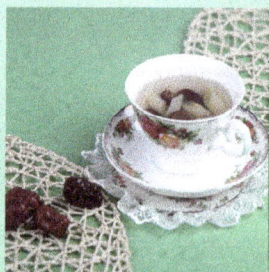

葱白枣饮

食材：
  大枣20枚
  葱白10克

做法：

　　把大枣洗净放入锅中，10分钟之后放入葱白一起煮开10～15分钟后取出，滤取汤液。每晚1次，温热饮服。

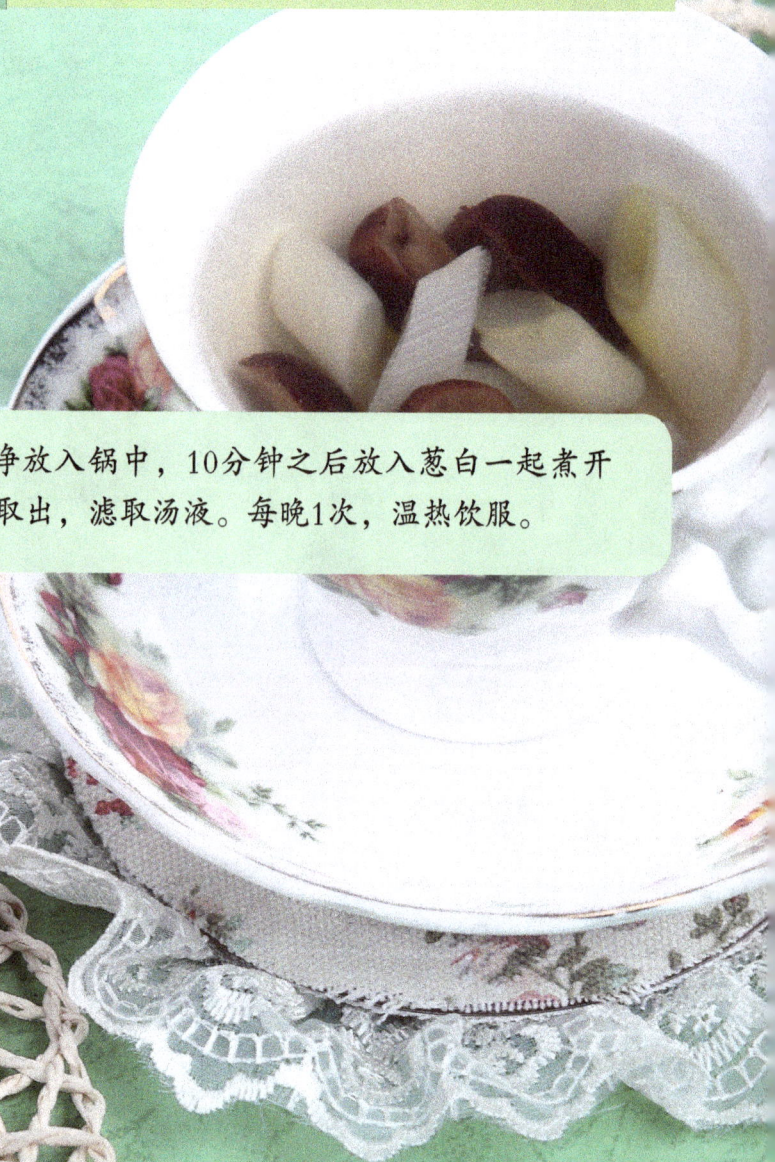

图书在版编目（CIP）数据

专家咨询不排队／养生一点通栏目组 编. —北京：东方出版社，2012
ISBN 978 -7 -5060 -4576 -6

Ⅰ.①专…　Ⅱ.①养…　Ⅲ.①生活—卫生习惯—基本知识　Ⅳ.①R163

中国版本图书馆 CIP 数据核字（2012）第 057175 号

专家咨询不排队

（ZHUANJIA ZIXUN BU PAIDUI）

编　　者：养生一点通栏目组
责任编辑：姬　利　陈丽娜
出　　版：东方出版社
发　　行：人民东方出版传媒有限公司
地　　址：北京市东城区朝阳门内大街 166 号
邮政编码：100706
印　　刷：北京海石通印刷有限公司
版　　次：2012 年 6 月第 1 版
印　　次：2012 年 6 月第 1 次印刷
印　　数：1—10000 册
开　　本：710 毫米 ×960 毫米　1/16
印　　张：11. 25
字　　数：135 千字
书　　号：ISBN 978 -7 -5060 -4576 -6

发行电话：(010) 65210059　65210060　65210062　65210063

版权所有，违者必究　本书观点并不代表本社立场
如有印装质量问题，请拨打电话：(010) 65210012

www.ingramcontent.com/pod-product-compliance
Lightning Source LLC
Chambersburg PA
CBHW080240270326
41926CB00020B/4313

* 9 7 8 7 5 0 6 0 4 5 7 6 6 *